体のかたさも
痛みも解決する！

関節可動域を広げる本

Body Work Studio Alchemist 主宰
パーソナルトレーナー
原 秀文

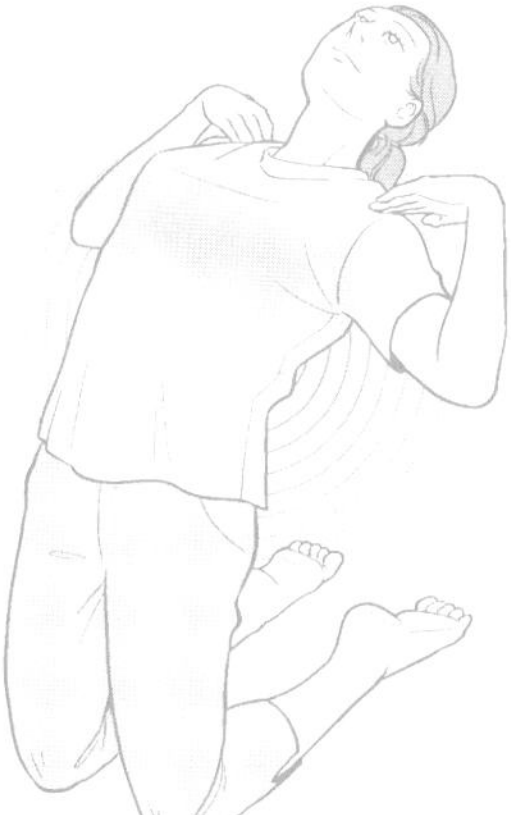

青春出版社

体を伸ばしたり、まわしたりするほか、
整形外科、治療院、鍼灸、マッサージなどへ行く方も
いらっしゃるかもしれませんね。
にもかかわらず、その時はよくなったのに、
しばらくすると痛みが再発……
という方も多いかもしれません。

じつはこの原因は

「関《かん》節《せつ》可《か》動《どう》域《いき》」にあります。

はじめに

関節可動域で体のかたさや痛みが取れるってどういうことだろう？　と思って本書を手にした方も多いと思います。

「関節可動域」とはあまり聞きなれないことかもしれません。しかし、体がかたくなったり、痛みが出ている時には、

「関節間に不要な組織がたまっている（付着している）」

「動かせる関節の空間が狭くなっている」

のです。

ためしに、ご自身の足を見てみてください。

足の親指からつけ根までがうんともすんとも動かない。５本の指たちはすべて仲良

しこよし、寄りそっている状態になっていませんか？

このような状態の場合、私がお手伝いをして足の親指の第一関節や、つけ根を反ったり曲げたりすると「ポキ、ポキ」と音が鳴ることがあります。音が鳴った後は、ご自身で足の指をグー、パーと動かすことができるようになります。（※通常の指をならすのと意味合いが違います）

これは足の指の関節を使わずに歩いているために、体液の流れが滞り、指の関節に不要な組織がたまっていると考えられます。

しかも、体は末端にある関節から中心にある関節がすべて少しずつスムーズに動くことによって、しなやかで滑らかな動きができるようになっています。ですから、指の関節が動いていない分、別の関節に負担がかかってしまいます。なので膝、腰、背中などに痛みを感じている人もいるのではないでしょうか？

「関節」はあまりクローズアップされにくい部位かもしれません。

しかし、体を動かす〝要〟であり、フル稼働させることで柔らかく、強くしなやかな体を手に入れることができます。

そうは言っても加齢には勝てない……

いろいろ試したけれど何をしてもよくならなかった……

なんて諦《あきら》めないでください。

関節間の不要な組織を「流すこと」と関節の可動域を広げる「反るトレーニング」、さらに「広がった可動域を使い続ける」を行えば、誰にでも痛みが少ない生活を送ることはできると思います。

実際に、私のクラスに来ている70歳の方々には、ブリッジ、開脚、壁ありの倒立までしてしまいます。みなさん、もともと「膝が痛い」「足腰がしびれる」など不調を感じてきている方々なのですから、どんな状態でも、いくつになっても、関節の使い方で体を変えていくことができるのだと強く感じます。

痛みを取る解決のひとつとして本書の運動を加えてみてください。

そうすると皆様が今まで行ってきた療法と合わせることによって、さらに加速して快適な体を得るだろうと確信しています。多くの方が行っている整形外科、鍼灸、マッサージ、様々な民間療法なども痛みを解決するものです。加えて、本書の関節の運動を行うことで、さらに体の深部に近い部分が変化をしていく可能性が増えていくと思います。

皆様にお願いがあります。

体に痛い部分がある方は本書のメソッドを試す前に、一度病院で検査をしてみてください。内臓の不調や体の中の嚢腫が原因ということもあるからです。

検査して何もなければ、安心してトレーニングに臨んでいきましょう。

さぁ！　少し頭を悩ませたり、楽しんだりしながらご自身の体とゆっくり向き合っていきましょう！

のびやかに体を動かせる世界へ Let's Go!

体のかたさも痛みも解決する！
関節可動域を広げる本

もくじ

第3章

第4章

カバーイラスト／栗生ゑゐこ
本文イラスト／ポップコーンスタジオ、スタジオパペル、宇和島太郎
本文デザイン・ＤＴＰ／遊歩工房

第1章

肩こり、腰痛、柔軟性の低さ…

「関節可動域」でたちまち変わる！

カチコチの体、なんとかしたい！

肩がバキバキで猫背もひどくなっている。
膝が痛くて階段の昇り降りがつらい。
ゴルフのスイングでうまく振り切れなくなった。
……などなど、多くの人が体の痛みや硬さを感じた時に、整形外科、治療院、鍼灸、マッサージなどで痛みを取ってもらおうとするでしょう。また、凝り固まった体をほぐすためにストレッチなどを行うのではないでしょうか？

しかし、その時はよくなっても、またしばらくすると痛みが再発したり、体が凝り固まっているのではありませんか？

痛みが起こる時、関節軟骨のすり減りや関節の間が狭くなる、関節の偏った動きなどにより周辺部位が炎症を起こしています。

また、炎症は起こらなくても、動きを行うと、ひきつった感じなどが現れる場合があります。

これを**拘縮**《こうしゅく》といいます。

拘縮は、関節を取り巻いている結合組織の部分が癒着《ゆちゃく》、けがや手術後の瘢痕《はんこん》、何年も同じ場所を使う、もしくは使わない場合に起こるものです。

筋肉や腱の癒着、筋力の低下、神経性のものがあるといわれています。

対処療法としては、多くの整形外科では湿布を貼って炎症を抑える、テーピングなどで固定するなどを行います。

また、整骨院、鍼灸院などでは、冷やして（もしくは温めて）炎症を抑えて、体液の流れをよくすることや、周辺部位を静止した状態で矯正することなどを行います。

痛みは緩和されるかもしれませんが、また同じような動きをした時に痛さがよみがえることがあるでしょう。

それは、**正しい動きを関節が身につけていない**からです。

建物でいうと、きちんと積み上がっていない状態のままであるということです。

だからいつまでも痛さが治らないのです。

関節を使えていないから痛みが出る

そもそも私たちの体は、**末端にある関節から中心にある関節までがすべて少しずつスムーズに動くことによってしなやかで滑らかに動きます。**手を開く、閉じる、物を投げたり、拾ったり、足を上げたり、下げたりという動きがスムーズに行えるのは、全身の関節を少しずつ使えているからなのです。


体中の関節を使ういい例が「ブリッジ」です。

できますか？　と聞かれたら、「ムリ」という方が多いでしょう。

でも、私が教えている生徒の中には、70代でも楽々とブリッジをする方がいます。

これは、肋骨《ろっこつ》、腰背《ようはい》部、腹部、股関節、太もも、膝、足、首、肩、ひじ、手首と多くの関節を使って行っているからです。これだけの関節が使えていれば、体は痛くありませんし、年齢は関係ないのです。

一方で、体が痛いという人たちを見てみると、多くの関節を使わずにひとつの関節だけを大きく使って動きを行っているのです。

たとえば歩くと膝が痛いという人。

このようなケースでは、〝膝だけを使って〟歩いている可能性があります。そして、足の指を全く使っていません。つまり指の関節が動かせていない人が「歩く」という動作をすると、ふくらはぎの筋肉や、すね、ももの筋肉も全然使えない状態になり、まるで棒が歩いているようになります。そのまましばらく経つと、膝の曲げ伸ばしも行うことも少なくなり、かかと、膝、股関節が少し曲がったまま稼働するようになります。

体の一部に負担がかかることになり、滑らかとはほど遠い動きとなってしまうわけです。

膝が痛い人は「膝関節」だけ使っている！

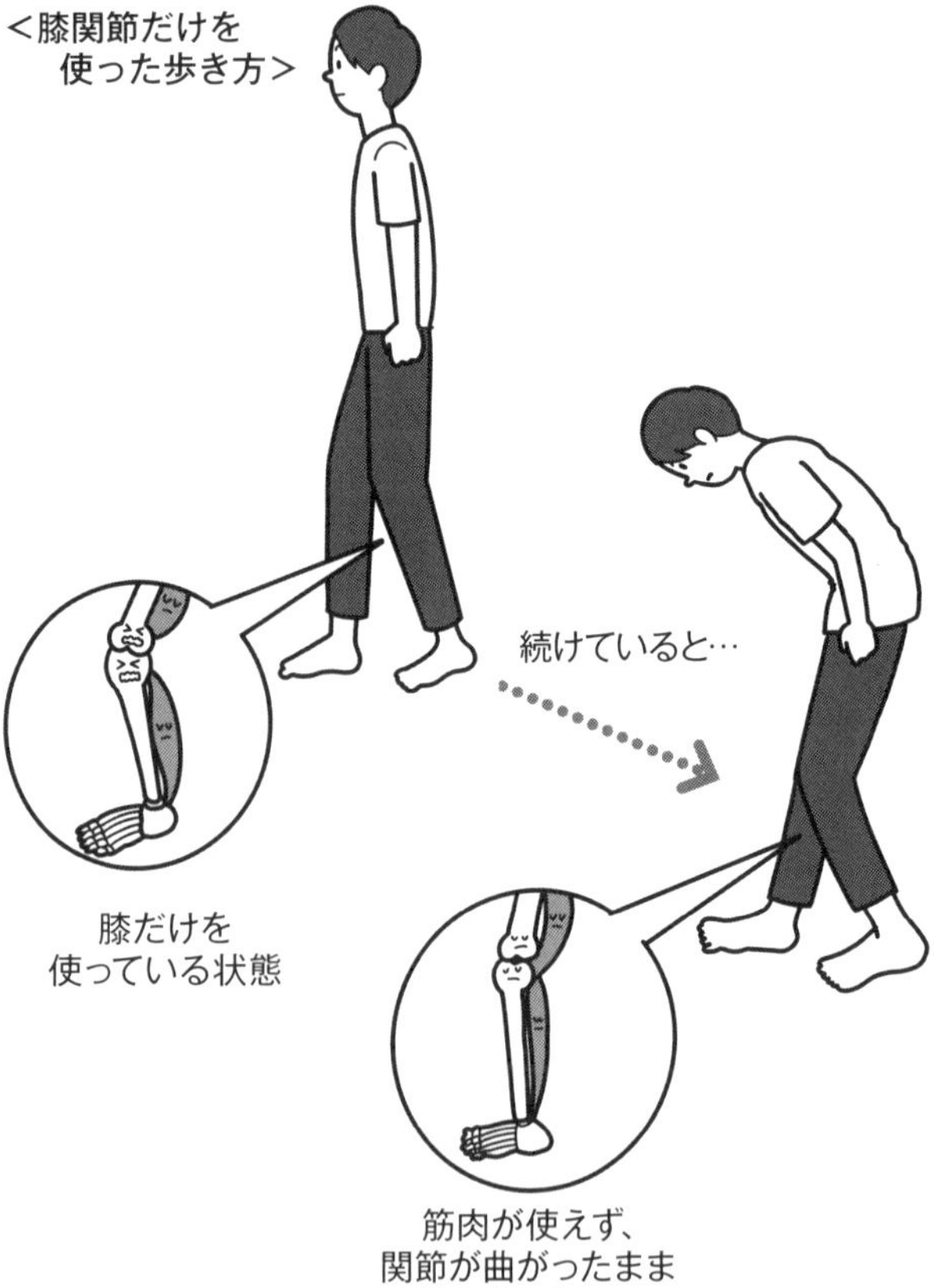

体は乾燥昆布のように萎縮する

「何歳から加齢なん？」と私のトレーニングを受けにくる方々はグチをよくこぼします（笑）。

彼女たちは、体が痛くなった時に病院に行くと、痛くなった理由を「加齢ですね」とお医者さんから説明を受けるそうです。そして、自分たちのことを華麗なる一族とよんでいます。余談失礼しました！

そのクラスの生徒さんの平均年齢は（推定？）70代で、とてもお元気です。

お願いすればブリッジ、開脚、壁ありの逆立ちもしてくださいます。

そんな彼女たちが、スポーツクラブ内で自分と同年代の人が背中が丸くなっていたら声を掛け合っているのを見かけます。

なんとなく、丸くなったら負けということを知っているのでしょう。

特に60代以降になると、どんどん背中が丸くなります。あまりよくないたとえになりますが、乾いた昆布のようにクルクルと丸く、乾いて萎縮《いしゅく》するようなイメージです。

これは、どういうことかというと様々な体の結合組織のラインがそもそも丸くなるようにできあがっているのと同時に、年齢を重ねて体が乾燥するとどうやら丸くなるのです。

体が乾燥するという言い回しをしましたが、これはインドのアーユルヴェーダの概念です。医学的には**「廃用性萎縮《はいようせいいしゅく》」**といいます。**拘縮《こうしゅく》**の仲間で、あまりにも使わないと筋肉が萎縮する、というものです。

具体的に解説していくと、筋肉は使わないとコラーゲンの量が増えて筋肉や関節周辺にまとわりつきます。同時に筋肉間も癒着し筋肉を潤わせない動きになります。

コラーゲンというのは、結合繊維組織のことをいうのですが（イメージはお肉と皮をつないでいる白い部分や腱から皮の白い部分で、スーパーで皮つきの鶏肉を買って、家で皮をひきさく時にこの部分を見ることができます）、この部分が大きく、強く、硬くなることで柔軟性や筋肉が動くことを妨げます。さらに、その部分の代謝も阻害します。

代謝が少なくなるとさらに硬くなります。

関節はコラーゲンがへばりつくと乾燥して動かなくなっていく！

●本来の関節と筋肉

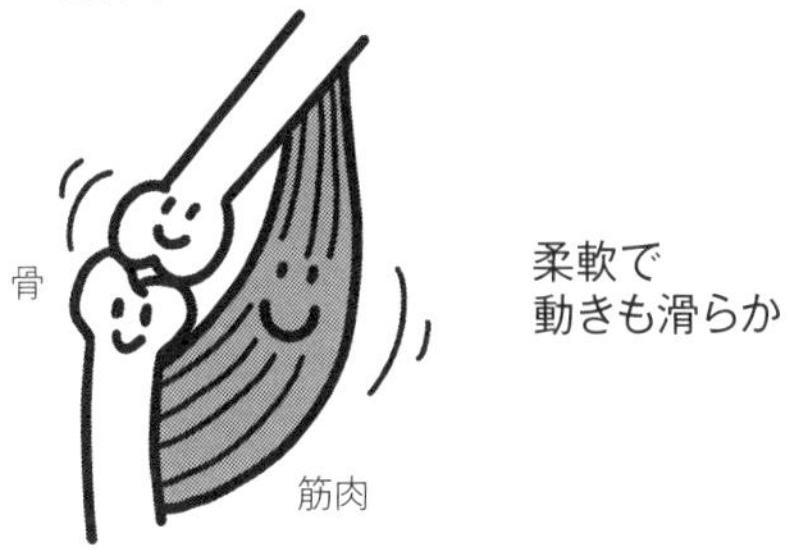

●筋肉を使わない関節

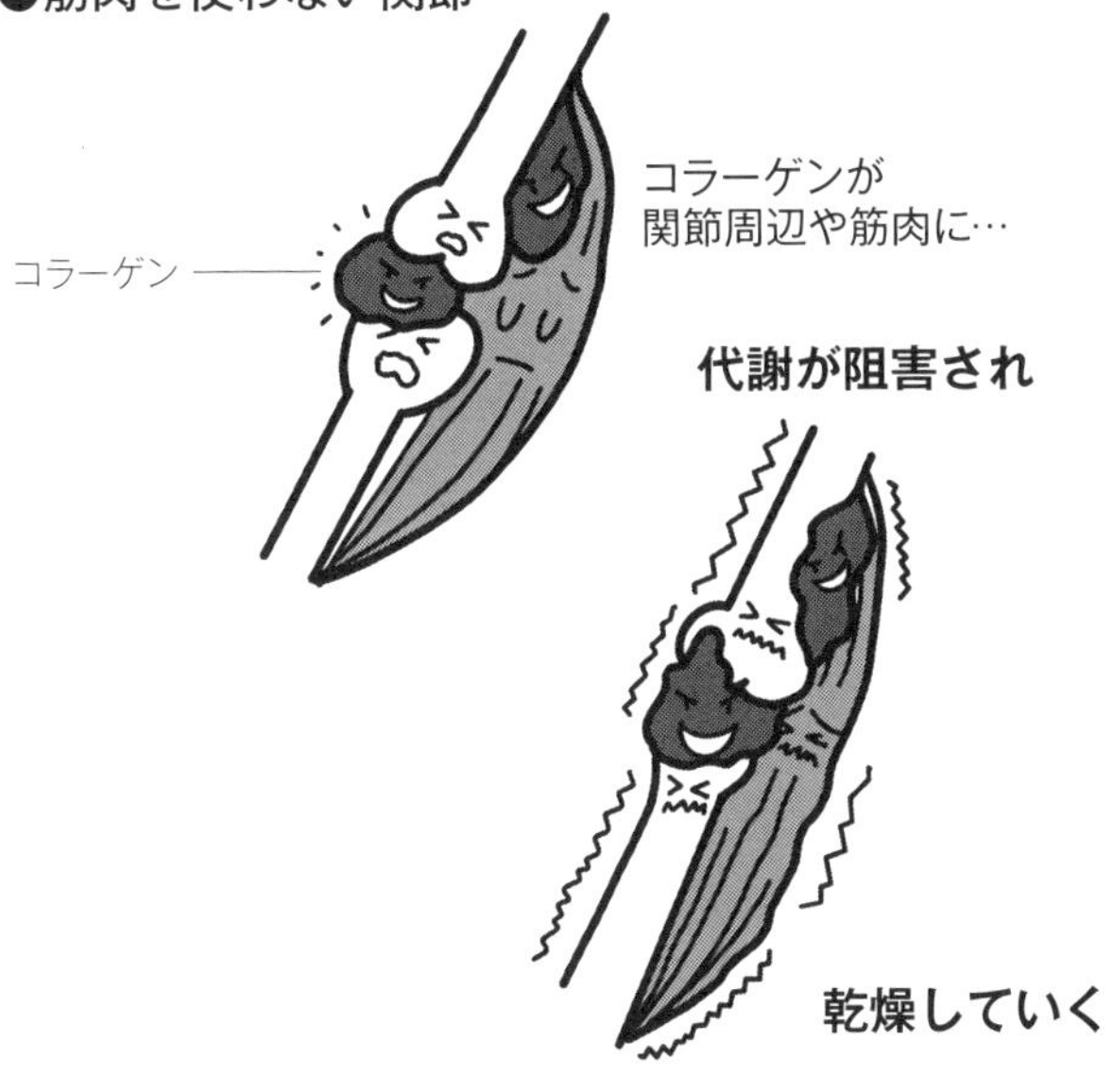

一方で代謝が盛んだと透明感もあり、伸び縮みしやすいものになります。赤ちゃんのお肉のように潤いがあるのです。

年齢を重ね、代謝が低下して筋肉が萎縮し、コラーゲンがへばりついて、代謝が阻害されて水分が行きわたらないため〝乾燥〟していくのです。

こうして体は丸くなってしまいます。

内向きの体が関節可動域をどんどん狭めていく

ただでさえ体は丸くなるのが自然の摂理。加えて、長時間のパソコンやスマホの使用など内向きの姿勢を日常的にとっている人が増えています。

このような姿勢が定着してしまうと、肩こりや腰痛、股関節など節々の痛みに加えて、

■病気ではないのに呼吸器の不具合があり、咳が出たり、苦しいと感じる
■股関節亜脱臼
■股関節変形症
■半月板損傷

■五十肩

などなど、日常生活に支障をきたす不具合がでます。

これは、内向きの姿勢は立っている時、小さな関節に負担をかけているからです。しかも、動作を行う時に同じ場所ばかりに負担がかかって、組織を傷つけたり、骨を傷つけたりしていきます。これが関節の不具合を拡大している原因のひとつです。

このような時、痛みのある個所、そしてより動きを深めたい部分にアプローチすることが多いかもしれません。しかし、まずは丸くなる原因である「背骨」を反らせると共に、末梢の関節も反るように使うことで、様々な体の悩みが解決していくでしょう。

なぜなら末梢の関節の指令は中枢神経が出しているからです。

中枢神経と末梢神経が相互に何度も連携を取ることで、関節部の動きが滑らかになり、痛みも緩和されていきます。

「関節」の構造がわかれば体の痛みは怖くない！

人間には約206の骨があります。

個体差があり、まだ骨として未熟な軟骨の状態から安定感のある骨になるまで人によって違ってきます。なので、背骨の数などは人によって違うことは多くあります。

そして、その骨をつなぐ関節は3種類に分類されます。

1、線維性連結…頭蓋骨や頭蓋骨と歯を結ぶ

2、軟骨性連結…恥骨結合部、肋軟骨と胸骨柄の部分

3、**滑膜性の連結**…私たちが動かしていく部分。6つあります

・車軸関節（頭蓋の頸関節）
・楕円／顆状関節（指関節）
・球関節（肩関節）
・蝶番関節（ひじ関節）
・鞍関節（母子基部の関節）
・滑走／平面関節（足根関節）

滑膜性の連結の動きは、手を開く、閉じる、物を投げたり、拾ったり、足を上げたり、下げたりという、一般的に「関節」と呼ばれる部分の動きとなります。

滑膜性の連結の動き

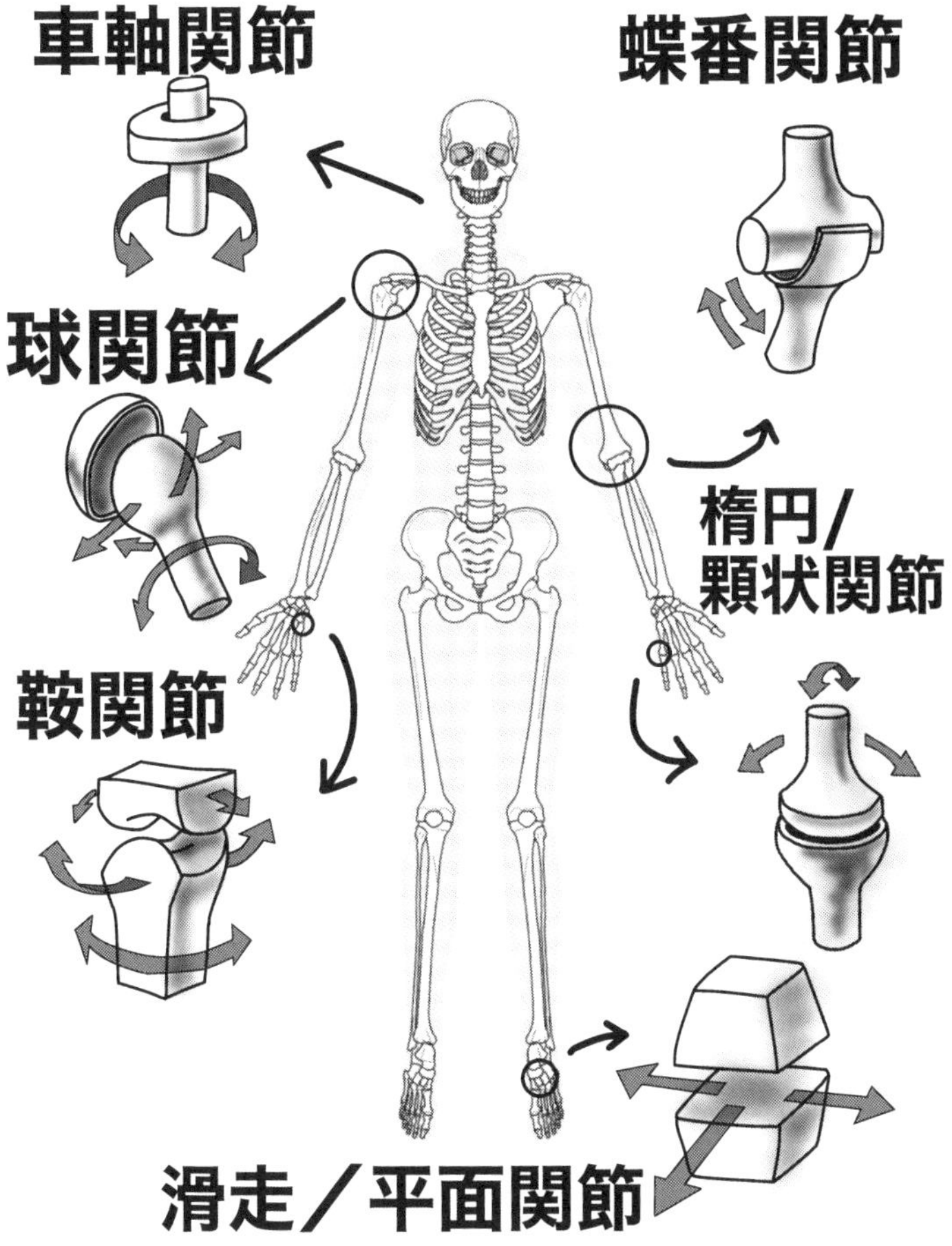

そして、関節はそこが損傷したからといって入れ替えをしないといけないわけではありません。人体という大きな構造の小さな部分にすぎないからです。体の動かし方によって負担を取り除き、**できるだけ多くの関節の可動域を増やしていくことができれば、体のかたさや痛みを減らしていくことができます。**

関節可動域を広げていくために

では、どうしたら使えていない関節を十分に使っていくことができるのでしょうか？　それには2つのことが必要です。

1、体液の循環をよくすること

2、体の構造を反れるようにつくりなおすこと

これが関節の可動域を広げていくコツです。ひとつずつ見ていきましょう。

【体液の循環をよくする】

なぜ、体液の循環をよくしないといけないのでしょうか？

それは、前ページで「乾いた昆布のように萎縮する」と書いた通り、体液がめぐっておらず滞っているからです。

乾いた昆布も水に戻すと少し乾く前に近づきますよね？　人間も、体をつくりなおそうとした場合に体液をめぐらせる必要があります。乾いた昆布をいきなり曲げると折れてしまうように、人間の体も体液をめぐらせることが不十分だとケガにつながるのです。

体液の循環をよくするには、「マッサージ」と「有酸素運動」が有効です。

そもそも、関節の可動域を広げるためになぜ体液の循環を良くする必要があるかというと、**骨、皮膚、筋肉、神経は体液のめぐりとともに状態が復元されていく**からです。

また、**体の古い組織は関節間にたまる**（コラーゲン組織が固まったもの）場合があります。これが癒着の原因となり、動かしにくい関節となってしまいます。このように関節間に不要な組織がたまることによって、関節間の動きの連動性もなくなります。

これでは体を動かしても〝しなやかさ〟がないので、踏ん張らなければなりません。

そしていつも踏ん張る関節に炎症やこわばりが起こってしまうのです。

ですからそのこわばりを和らげるために「押す」のではなく「さする」ようなマッサージと、体液をポンプのようにめぐらせていく有酸素運動が効果的なのです。

この2つを定期的に行うと、体液の流れをよい状態にし続け、偏った角度ばかりに力が入らないような、質の高い筋肉や結合組織も手に入ります。動けば動くほどに、細かな関節間に体液が満たされて関節可動域が増加していきます。

【体の構造を反れるようにつくりなおす】

人は体の中でよく使う場所と、全然使わない場所があります。
例えば、手の甲側、足の甲側、胸の真ん中、太ももの裏側などです。

全然使わない場所の筋肉や神経は細く、小さく、弱いです。

このような場所を強化して、ひとつの動作に多くの筋肉を使用していくことで負担が分散され、細かな動きができていきます。

わかりやすいのが、バレエの方々が足を上げていく場面です。通常のストレッチだけを行ってもあんなに高く足を上げることはできないと感じるでしょう。あんなに足を高くあげられるのは、筋肉や神経の成長が伴うストレッチやトレーニングを行ってきたからです。

第3章で紹介するストレッチは、多くの関節を使用しながらひとつの動きを行うことで、筋肉や神経の成長を促していきます。これで通常は難しい「自力で可動域」を増やしていくことが可能になりました。

関節可動域を広げると「しなり、しなやかさ」のある体に生まれ変わる

「しなやかな体になりたい」と多くの方がいいます。

では、「しなやか」というものを手に入れたらどうなるのでしょうか?

滑らかで流れるように動くことができるだけではありません。

たとえば、棒高跳びの棒のように力を加えると大きくしなり、弾き飛ばす力がどの方向性にもあるということです。また、大きな衝撃を吸収して力を受け止めたり、はじき返すことができるということです。

「しなやかな体」を手に入れるカギとなるのもまた「関節」です。

関節には、「動き」によって自分の重さがかかることで、よいバランスがとれるのと同時に、骨を鍛えていく効果があります。また、関節間が大きく広がりながらもクッションのように支える力もあります。

このように、強い関節をつくることでバネがあり、ケガをしにくい体が手に入るのです。

あなたの関節力は？　セルフチェック！

多くの人が正しい位置に関節がきていません。どれくらいご自身の関節がよい位置からズレているかセルフチェックをしてみましょう！

当てはまる項目が多い方は「隠れむくみ」の可能性があります。第2章で紹介するマッサージをしっかり行ってみてください。

また、**当てはまった個所は、今痛みがなくても将来的に関節痛になる可能性の高い部位です。第3章で紹介するストレッチで周辺の筋肉をほぐし、柔軟な関節を目指しましょう。**

（立位で前から見た様子）

■頭が前や横にずれている

■鎖骨が上に上がって肩がすくんでいる

■前面から見て手の甲が前を向いている

■アンダーバストの位置が斜め下方向に向いている

■ひじが曲がっている

■手の腹が全く開いていない様子で手を下げている

■おへそが背中の方へ奥張っている、もしくはお腹が重なっている（２段腹、３段腹）

■ウエストのラインが出ていない、肋骨から骨盤の境目が不明

■骨盤の左右の位置が末広がりで山のよう

■太ももが強調したように張りがある

■膝と太ももの間に境目がない

■膝の横にエクボがない（鬼瓦膝）

■膝小僧が向き合っているか、もしくは外側に向いている

■すねがパンパンになってむくんでいる

■すねから足首が外側に曲がっていて捻挫しそうな湾曲がある
■足の外側（小指側）で床を踏んでいる
■立っているのに膝が曲がっている
■足の指に体重が乗りすぎて指の間が開いていない
■足の裏のどこかに大きな踏み跡がある（皮が厚くなっているところ）
■足でグーをつくった時に、にぎりこぶしのあとがでない
■足の甲がコッペパンのようにふくらんでいて、骨が見えない。中足骨の骨が出ていない

（立位で横から見た様子）

■頭が前や横にずれている
■喉仏や首の横の筋（胸鎖乳突筋《きょうさにゅうとつきん》）が前に傾いているので二重あごかもしくは首全体がキリンのように前に出ている
■デコルテの位置が奥張っている、胸元のネックレスが全然映えないポジションにデコルテがある
■肩が前方に巻いている、耳と肩が近い

■首の後ろに横シワがあり、二段腹ならぬ二段首になっている

■ブラジャーのアンダーバストの位置が後ろに奥張っている

■おっぱいが全体的に下を向いている

■お腹が二段、三段重ねである。重なっているところに深々と横シワがある

■おへその下につかめるお肉がある

■腰からお尻のラインがつながっていて丸い印象（ウェストがない）

■パンティーラインが全て奥張っている（鼠蹊《そけい》部、下腹部）

■お尻が丸いというか四角い

■お尻の下と太ももの後ろの境目が明確でない

■膝が曲がっている、膝裏が伸びない

■かかと（アキレス腱）が伸びていない

■足の指が閉じていて寄り集まっている

本来の体の動きとは

Column

ニューヨークのオフブロードウェイのフェルザブルタ（Fuerza Bruta）という演目を見た時のことです。この演目は、お客様体感型の演目です。

演出として、フロアで足を踏み鳴らし、突如観客側に舞台を迫りだしたり、ワイヤーアクションで空中演目に切り替わったり、雨が大量に降ってきたりします。

その中で透明のシートにうすく水を張り、シートの上を何人かの人間がアメンボのように泳ぐシーンがありました。

その姿は正しく両生類の動きでした。カエルのような動きを水面で繰り広げます。ここではシンクロナイズドスイミングのような形式美など存在せずに、人間の原初的な美や動きを感じられました。人間の四肢、背骨、頭蓋の意味がとてもよくわかりました。

実は、私は動物の形の中で人間はあまり好きではなかったのですが、この演目を見て人間の形の意味合いや進化の過程で、人間が選んだことが体に集約されているのが理解でき、とても感動しました。

とはいえ、今多くの人が体の不調を感じているのは、原初的な動きを忘れてしまっているからだと気づきました。

太古の昔から動物は生存地に適した体に変化してきました。その生存地にいるためにダンベルやバーベルを持ち上げている動物はいません。わざわざ不要な力をつけていく必要がないのです。

木に登る動物は長い間ぶら下がっていれる筋力や体の使い方をマスターしています。岩陰に住む動物は、どんな傾斜でもバランスを取れる足部を持っていますし、どんな傾斜でも素早く動ける体の使い方を知っています。

人間は、その環境を手放してしまったので、わざわざ原初的な動きを理解しないといけなくなりました。手足、背骨を使用する原初的な動きをマスターすると全体的に

負担がなくなる動きができあがります。中枢と末梢を動かすことによって筋肉の動きを開く方向性に変化できます。

そうすると体の負担がなくなり、痛みが少なくなります。

まずは、文明に慣れてしまった手足を教育し直していくことによって、足や腕の力がついていき、その足や腕が背骨とつながっていることを感じていくのが人類にとって大きな利益になるのではないかと思ったりします。

第２章

血流をよくし、関節の動きを取り戻す！

体液のめぐりが悪い人とは

スタジオにお越しいただいて、肩や膝が痛いという人たちは、ほぼ100%手足の指を反らすことができません。加えて手足の指がむくんでいて、何もしていないのに足の指は曲がったまま寄りそい合っています。手も同じで、手の腹は落ちくぼみ、指が何かをつかんでいるように曲がっているという状態。

これでは、手足の利点をうまく使えず、体液を流すポンプが使えません。

さらに、なんと自分では手足がむくんでいることに気づかない人もたくさんいます。むくんでいる人たちの中でも大変な状態の人は、指の関節がなくソーセージのようになっています。そして色合いもトーンが低く、赤黒くなっていたりします。

そこまででない人たちでも、指の第一、第二関節の節がふくらんで反れないようになっていたり、にぎりこぶしの部分があいまいな形（コッペパンのようにふっくらしている）だったりします。にぎりこぶしの部分はしっかりと形が出て、手の腹側のほうも手を開いた時に、にぎりこぶしが出てこないといけません。その部分がしっかりと動いて手の腹の落ち込んだ部分（足でいうと土踏まずみたいな部分）がきちんと開いて浮き上がるような感じがあればよい感じです。手の土踏まずが奥張って全く動かない状態だったら危ないなぁと感じるのです。

ちなみに、手の平が反れない人は、手を下に下げた時でもひじが曲がって少し上に上がっています。足の平が反れない人は、膝が曲がって、太もも、すねの外側が張っていることが多いです。

●むくんだ手足

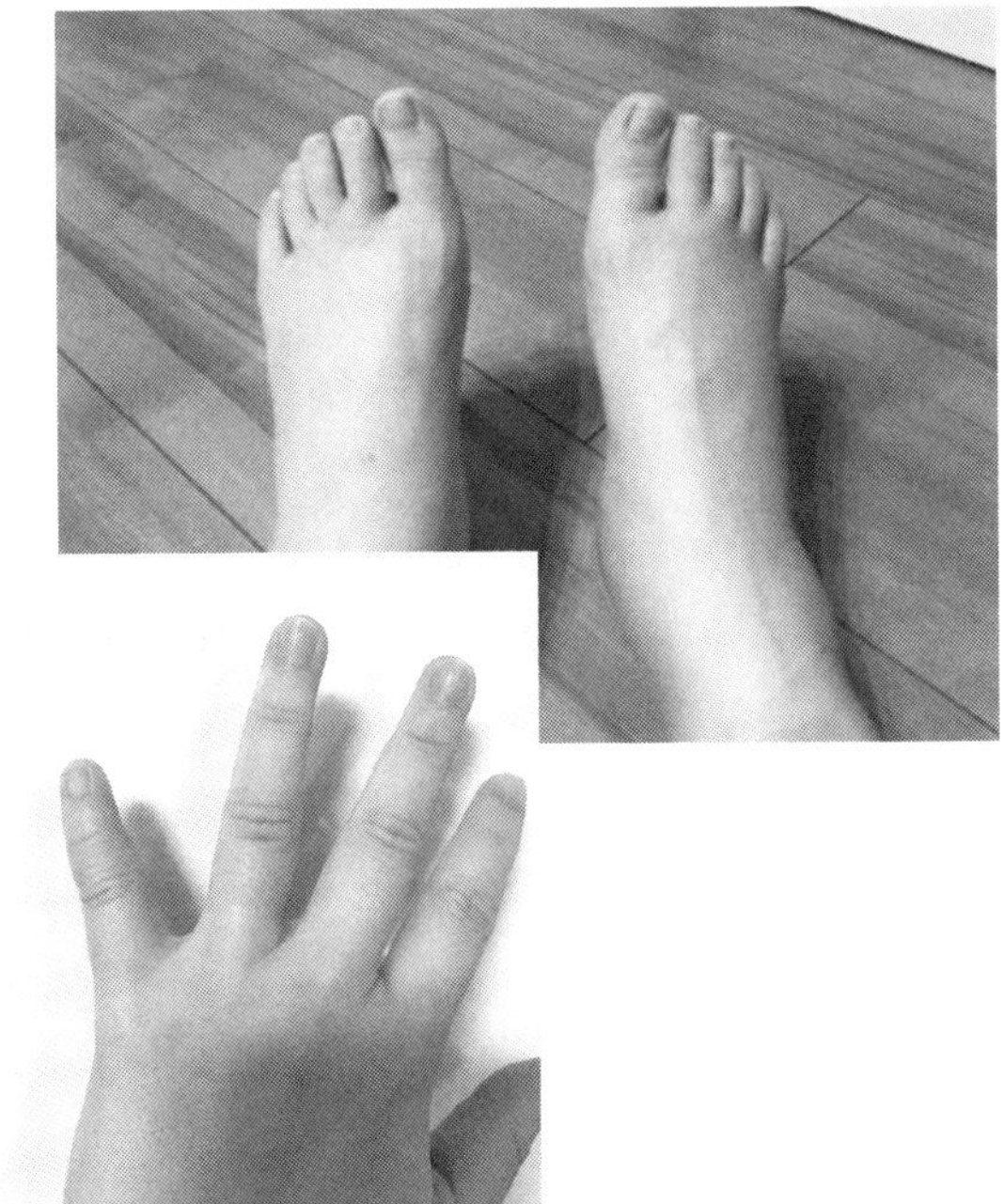

めぐりのいい体とは？

ご自身の体液の循環がいいか悪いかを見分ける簡単な方法があります。

それは体の色のトーンです。

体液の流れがよいと、体の色のトーンが上がります。上がるということは血色がよくなり、その周辺の様々な組織は血液と酸素を得る力が増え、体内の不要なものを流すことができます。

そして、その流れが常時行えるようになれば代謝が上がり、ケガをしている部分の修復が早くなる、肌の色合いがキレイになる、体の痛みがやわらぐなどの効果が現れてきます。

しかも、体液の流れがよい状態で関節のきちんとした運動を行うと、関節間にたまっていた瘢痕《はんこん》組織、コラーゲン繊維の残骸などの質感が、硬いものから柔らかいものへと変化して流れやすくなります。

硬い組織が変化していくと、深部や末梢まで代謝が上がり、体温が細かな部分まで伝わるようになるので、冷えなども改善できるようになります。

また、常に肌色のトーンを上げ、血行をよくすることは筋肉の質感を変化させることにもつながります。血行がよくなることで筋肉の質感がフワッとなると、しっかり伸びる力が出てくるので関節もどんどん動く力が増していきます。

勘違いしてはいけないことは、曲がりにくい関節にターゲットを当てるのではなく、その**関節の両隣の筋肉の質感を高めることが可動域を広げる大きな要因**となるのです。

「前腕」「ふくらはぎ」が全身のめぐりをよくする要

前腕、ふくらはぎは体液をめぐらすとても重要な部分です。

それはどちらも心肺機能の働きを助けてくれる役割を果たす筋肉だからです。

ふくらはぎは第二の心臓といわれています。それは、重力で下がった体液をふくらはぎを使うことで心臓へ押し戻してくれる役割があるからです。

そしてもうひとつ、前腕にもふくらはぎと同じような働きがあるのです。

私はポールダンスという腕をよく使うダンスをしており、躍りすぎて腕や肩が上がらなくて、背骨も丸く首も太い時期がありました。それを解消するため、ひじから手首などの関節の詰まりを取り除くトレーニングをしていた時に、大きな体液が体幹へ流れ込むのを感じた経験があります。

心臓の関連痛で腕も関与するということや、経絡《けいらく》の話を読み取ると、心臓と腕が大きく関係していることがわかっています。逆に腕が細くて力が入らない人がトレーニングをした時、腕を上げただけで倒れてしまう人もいます。腕の筋力が血圧を急激に左右しているようなのです。

本書では、腕も第二の心臓と同じような考えで進めていきたいと思います。

体幹へ体液を押し戻す大きなポンプ部分であるふくらはぎや前腕部分が癒着していたら、ポンプの役割を果たすことができません。

体のポンプをしっかり使えるようにして、体液をめぐらせていきましょう！

めぐりのいい体は動きを変える！

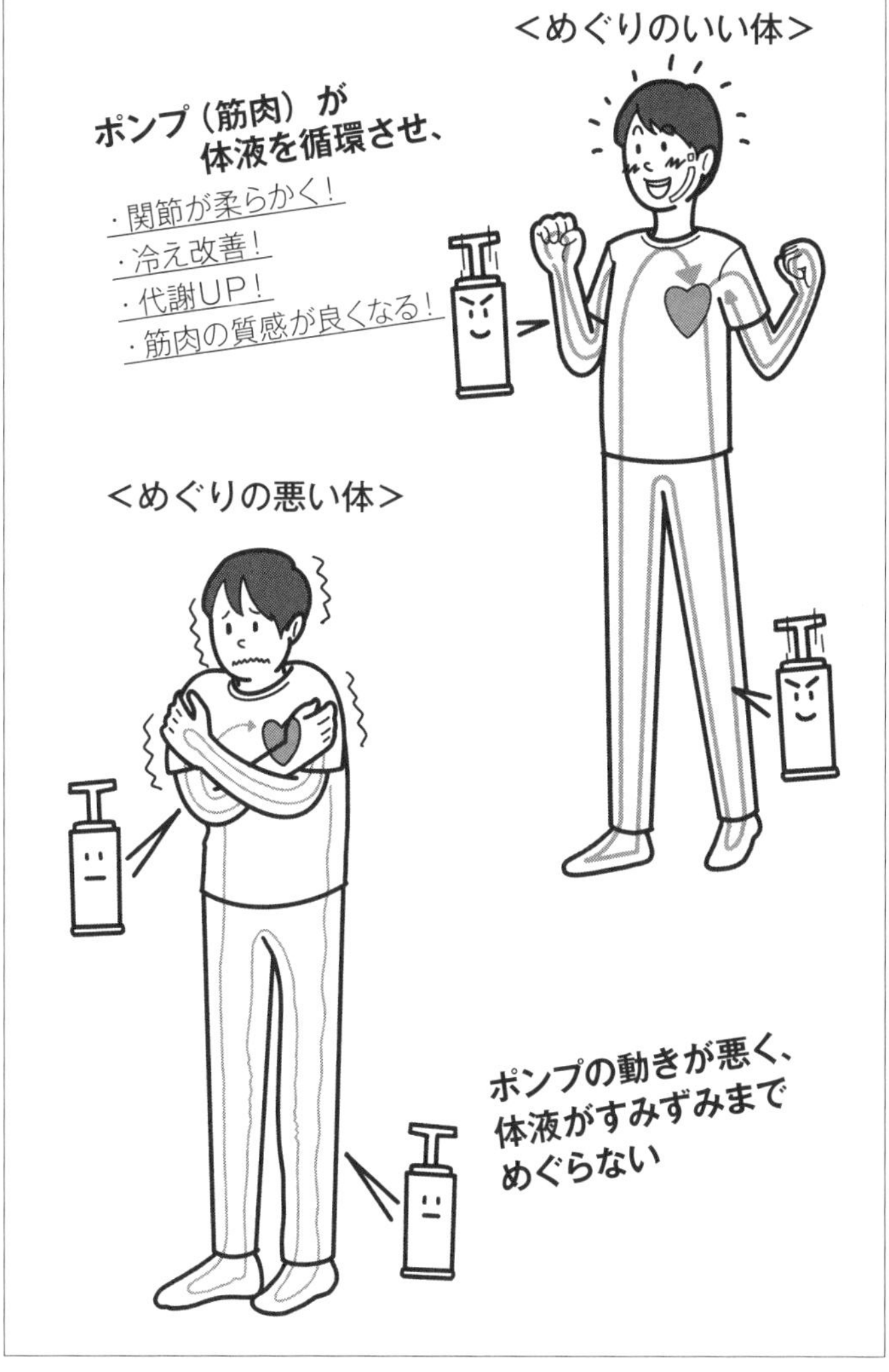

マッサージで体液を循環させていく

体中の血液をめぐらせていくためにも、ふくらはぎと前腕がしっかりと動く土台をつくっていくことが大切です。

では手から始めます。

手のマッサージ（詳しいやり方はp56〜58参照）では「中手骨《ちゅうしゅこつ》」の間を広げていきます。

中手骨の下には細かい石のような骨がゴロゴロと集まっています。この部分を動かすことがないと、固まり、手根骨の動きが悪くなってきます。

つまり、手首の動きが悪くなってしまうわけです。

そこで、動きにくい根本ではなくて、動きのある中手骨から指先の骨に向かって動きや広さをつくっていくのです。これを続けていくことで、じつは手を苦しめていた前腕の筋肉のこわばりが解けてきます。少し痛くてもめげずに、行ってみてください！

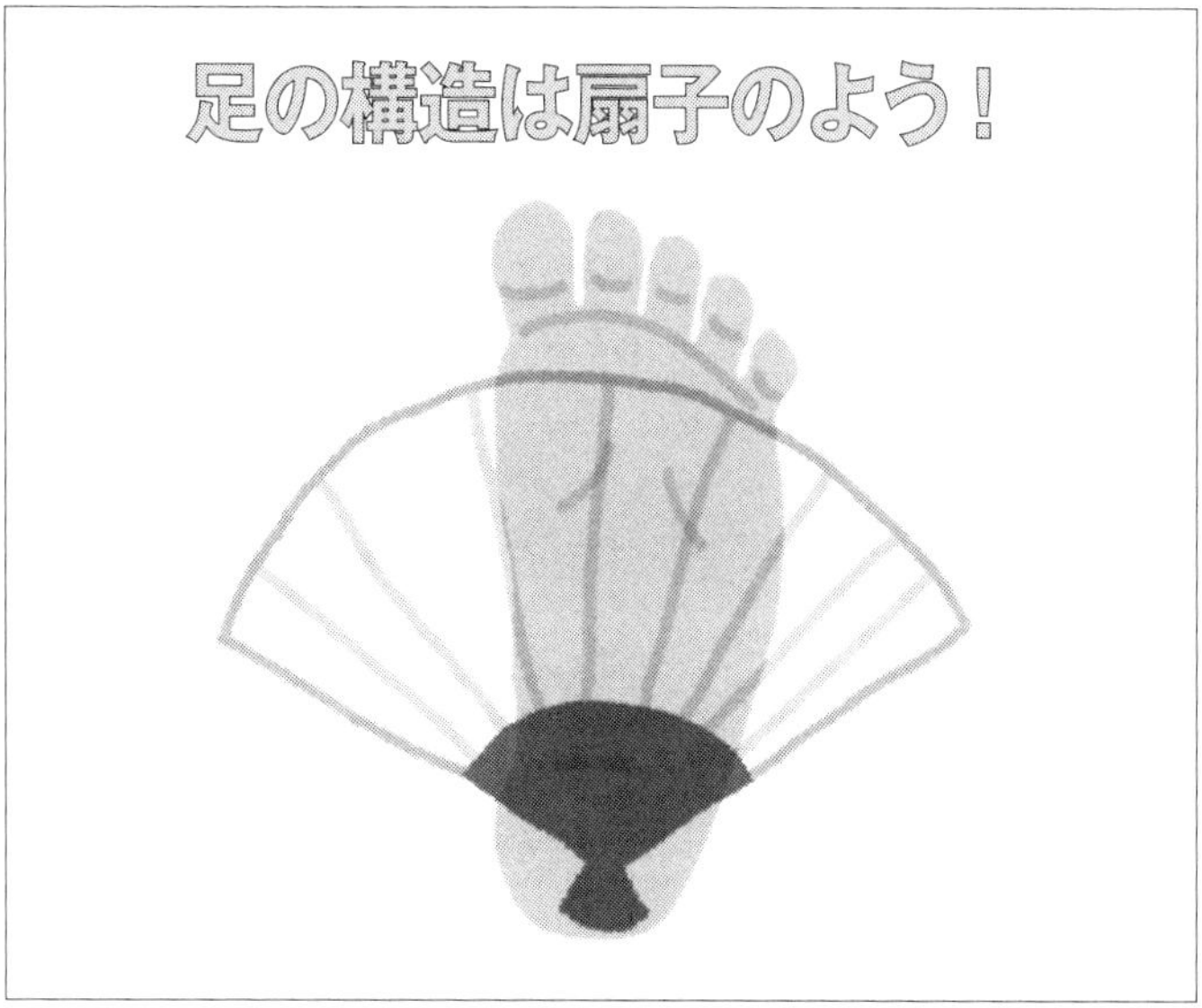

足のマッサージ（詳しいやり方はp59～61参照）も同じように行っていきます。

足の構造は扇子《せんす》をイメージするとわかりやすいと思います。扇子の根の部分はかかと、扇子の紙の部分と骨の部分が足の指先までのイメージです。

しかし、足のかかとの部分が全く動かないイメージはして欲しくありません。扇子のピンどめの部分は動かないかもしれませんが、そこから骨が放射線状に広がっていきますよね。この発想が大切です！

かかとから中足骨に向かう部分

（手では中手骨だった部分）は、見た目にはっきりと動いたようには見えませんが、押し広がっていくものというイメージを持ちましょう。扇子の骨部分である中足骨は大きく広がります。

しかし、硬くなった足はそうそう開きません！　こんな時、足を大きく開こうと思ったら、指からの運動刺激が一番早く広がるのです。それも親指と小指からです。

扇子と同じで外側の骨の部分を広げることで全体が広がります。

ということは足がどれだけ曲がって内向きになっていても、指ごと外側へ大きく広げていきます。そうすれば、真ん中の水かきの部分に開く余裕が出てきます。

そうして一つひとつの骨を分けていくようにめくりあげていきます。指だけではなくて足の中足骨からです。

中足骨からかかとの部分まで長いので、手のようにすんなりとつかめない部分もあると思いますが、できる範囲で深い部分をつかんでいきましょう。

足の指が曲がっていて当たり前という人は多いですが、足の指の根が伸びるように取り組んでみてください。足の指はしっかりと伸びてきます。

手足のめぐりがよくなってきたら、少し細かいところも行っていきましょう。

手足の指のマッサージ（詳しいやり方はp62～69参照）です。

手足の指には、親指2か所、人差し指から小指までには3か所、指の節があります。

ふだんあまり気にすることのない第一関節（つめの近くの骨）は特に注意していきましょう。ここはある程度の年齢に達すると曲げ伸ばしができなくなる方が多いです。指の節には体の不要な組織が固まりになって付着しやすく、加えて指の関節をしっかりと取り巻いている靭帯も強力にできています。

根気よく行っていきましょう。回数を重ねると少しずつ動いてきます。

手足の土台ができたら**前腕のマッサージ**（詳しいやり方はp70～73参照）を行っていきましょう。

この部分はコリがあるのが感じにくい部分です。しかしマッサージをするとコリが取れ、楽になったのが感じられるかと思います。

そして最後に**ふくらはぎのマッサージ**（詳しいやり方はp74～77参照）をして、しっかりポンプが動いていくように仕上げていきましょう！

動くほどに血行がよくなる歩き方をマスターする！

マッサージによって足の平と足の指に間が出てきます。その出てきた部分を使いながら歩くことができるようになると、歩くたびに質のよい筋肉に変えていけるようになります。

もしも足の指が丸まった形で歩いているようなら、すぐにでも歩き方を変化させていきましょう。

その前に注意点なのですが、足裏がそもそもよい歩き方をするようにできていない場合があります。

たとえば、手で足の指を全て反りあげた時に、足の真ん中に強い線のようなものが出る場合、足底腱膜《そくていけんまく》という部分が固まってしまっているのです。そのラインがあるままジャンプなどをすると足底腱膜炎といって足裏が痛くなることになったりします。

ハイヒールやパンプスをはくと、痛くなる方々も多いです。そんな時は、かかとの部分をマッサージするほか、かっさという道具を使用して押し広げていくのが効果的です。

歩く時は、推進力がいるのでかかとから着地して、足裏全体で地球を後ろへ転がしていくようなイメージです。大きな球体を後ろに転がすので押し出したほうのももの前と膝裏は伸ばしていきます。胸やお腹も上げていきましょう。

そのほかにも例を上げれば色々とありますが、まずはしっかりとマッサージをしてしなやかな足裏を手に入れるということを念頭においてください。

そして、次に歩き方を説明します。正しい歩き方ができていない人は、膝が内側や外側に向いていて膝裏が曲がり、つま先や親指のつけ根に重心が乗るように歩いています。

正しく歩く動作に慣れないうちは「後ろ歩き」を練習するといいでしょう。

もちろん、安全な場所で行ってください。

後ろ歩きの利点は、爪先からかかとまで十分に使えて歩けるところと、重心の位置が真ん中に取りやすい動作であることです。後ろ歩きをすると、お腹の位置がななめ後ろになるので体全体が理想的なポジションになりやすいのです。

そして、頭の位置も後ろ側になるので頭でバランスを取るお稽古にもなります。胸郭の位置も上がっていき、太ももや足の前側に体重が乗らずにお尻や太ももの後ろ側に体重が乗り、足の使い方だけでなく、全身の使い方も学ぶことができます。

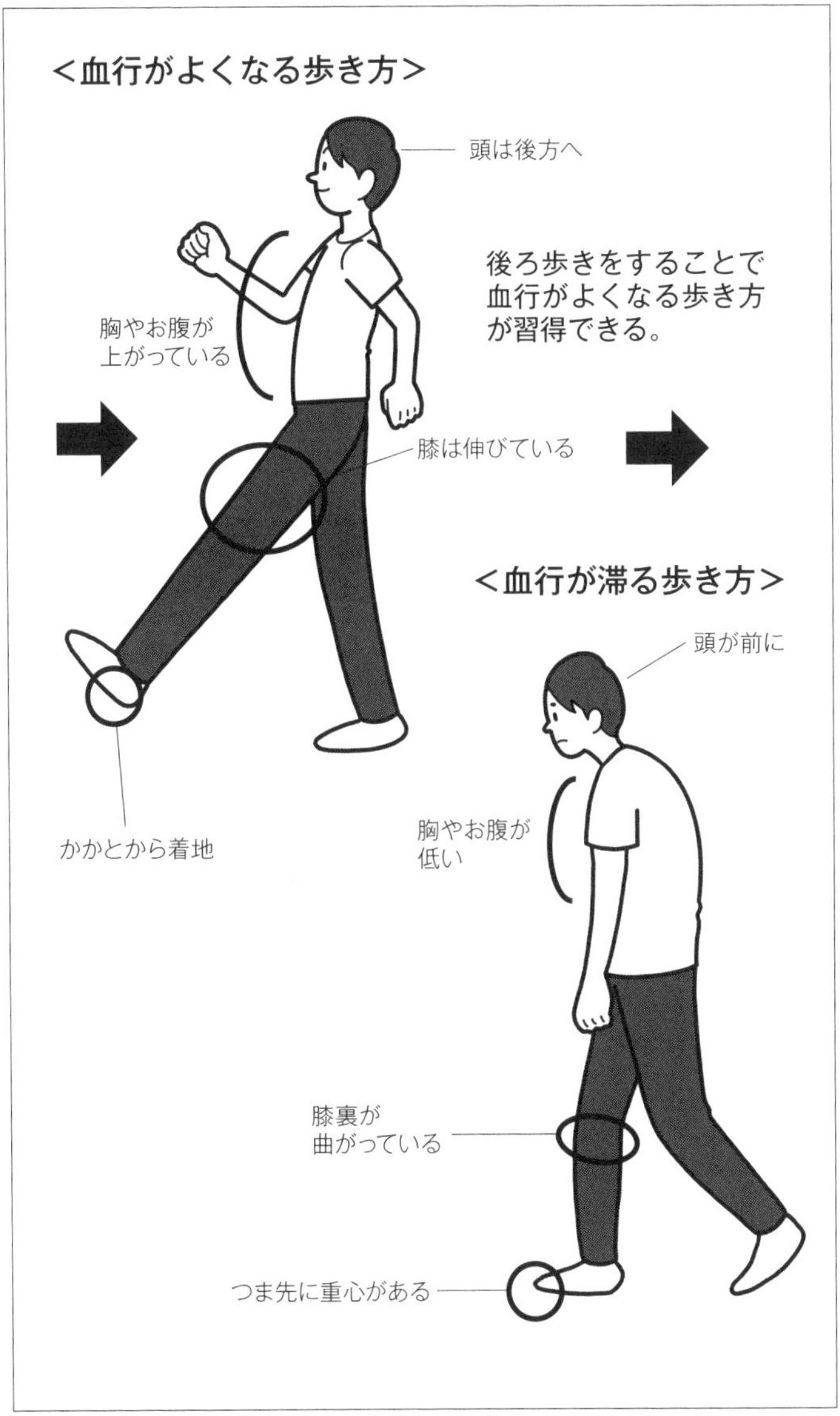
＜血行がよくなる歩き方＞
頭は後方へ
後ろ歩きをすることで
血行がよくなる歩き方
が習得できる。
胸やお腹が
上がっている
膝は伸びている
かかとから着地
＜血行が滞る歩き方＞
頭が前に
胸やお腹が
低い
膝裏が
曲がっている
つま先に重心がある

体液を循環させる！

手のマッサージ

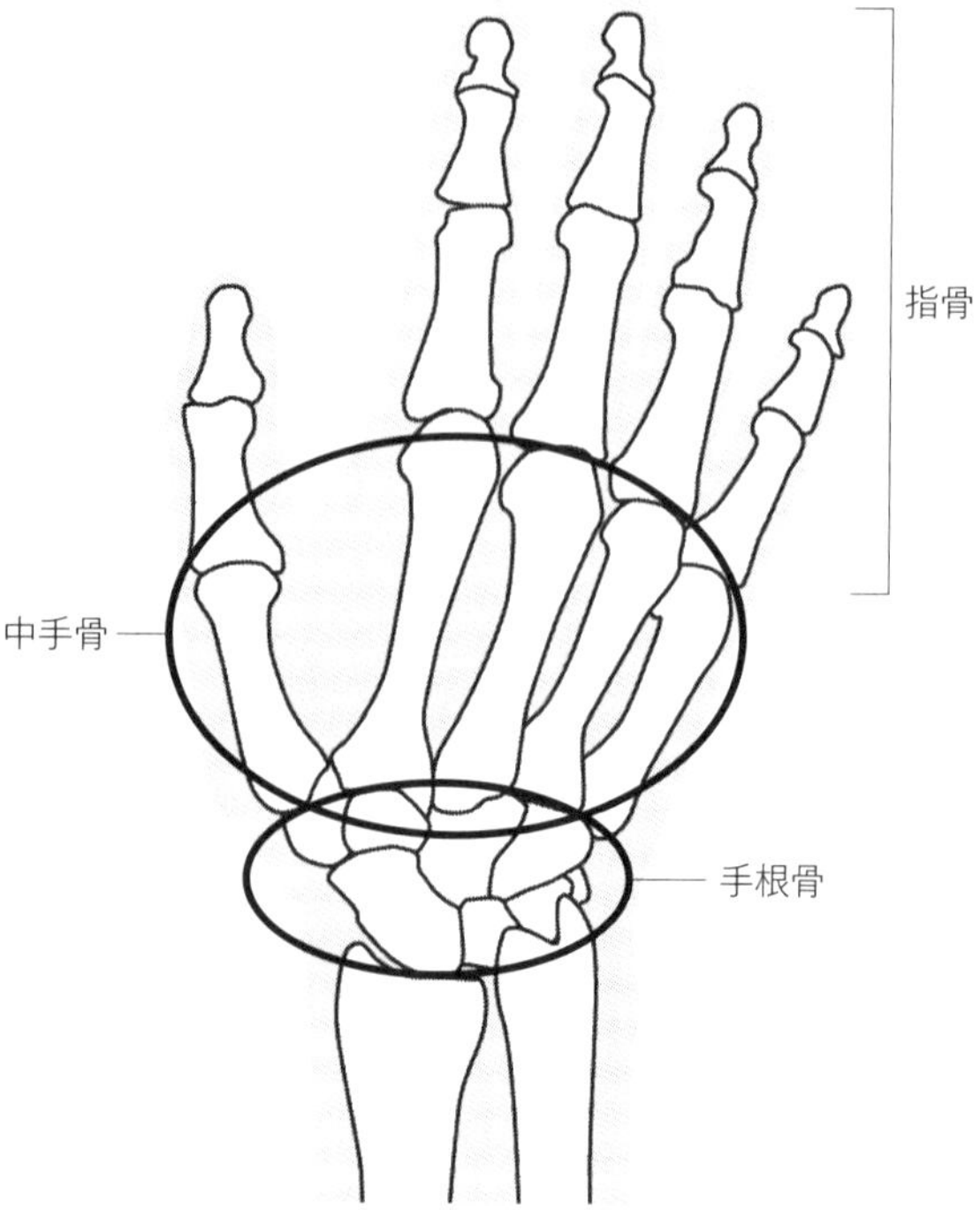

私たちの手は指骨、中手骨、そして、中手骨の下には細かい石のような手根骨がゴロゴロと集まっています。中手骨を動かすことがないと、固まり、手根骨の動きが悪くなってきます。まず、動きにくい根本ではなくて動きがある中手骨から指先の骨に向かってマッサージを行い、動きや広さをつくっていきます。
本書で紹介するマッサージとポンピングは、指が曲がって伸びにくい人にもとても効果的な上、続けて行うことで前腕の筋肉の強張りも解けてきます。

①中手骨を開いてめくりあげる

親指と人差し指の間から始めていきます。手の腹側の中手骨をつかんで、手の腹側から甲側へめくり上げます。順番は親指と人差し指の間から。次は小指と薬指の間です。真ん中の骨はどこからはじめてもかまいません。大事なのは骨と骨の間を広げてめくり上げることです。

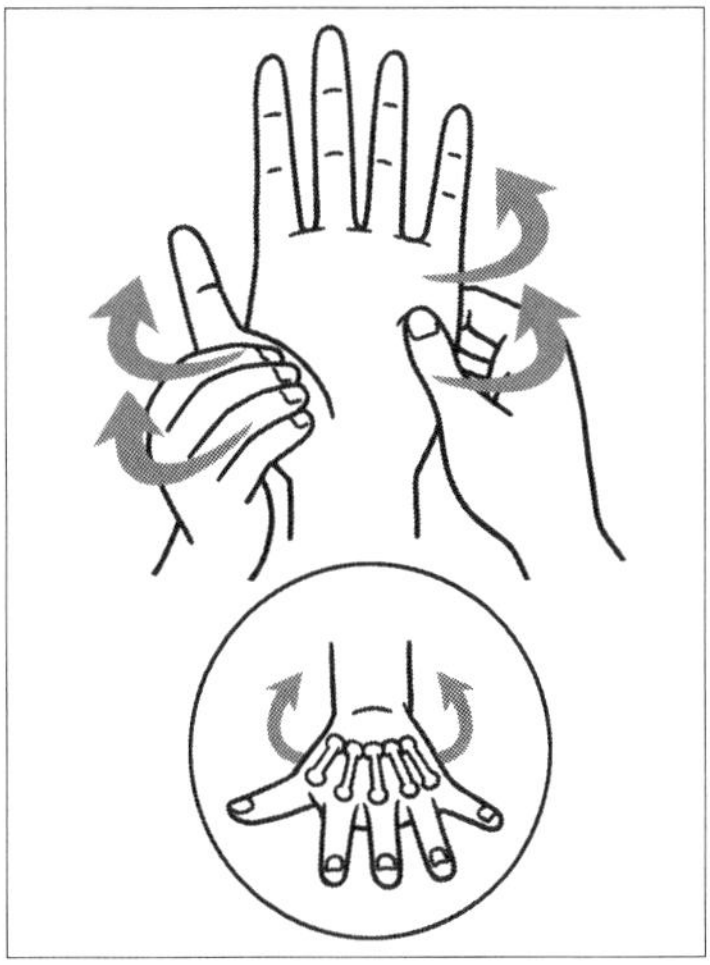

②指をひとつずつ反らせる

足のつけ根の関節を押し出して、指を１本ずつゆっくり反らせます。少しキリキリと痛さがあるかもしれません。固まった関節を開くことが痛みに現れると思いますがゆっくりと行ってください。だんだんと大きく反れて痛さが緩和すると思います。

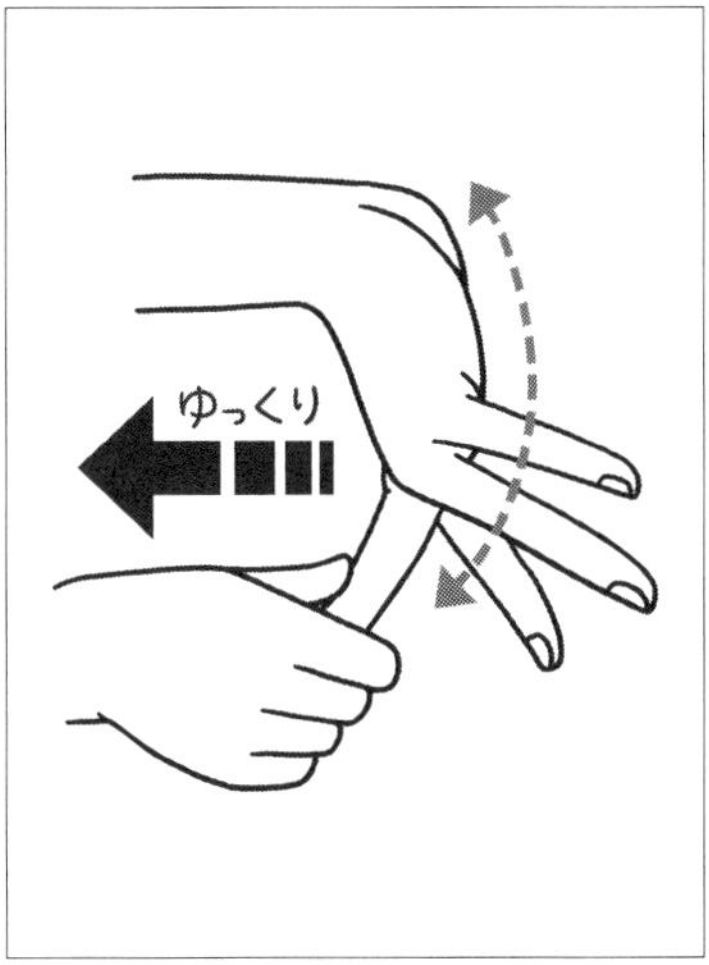

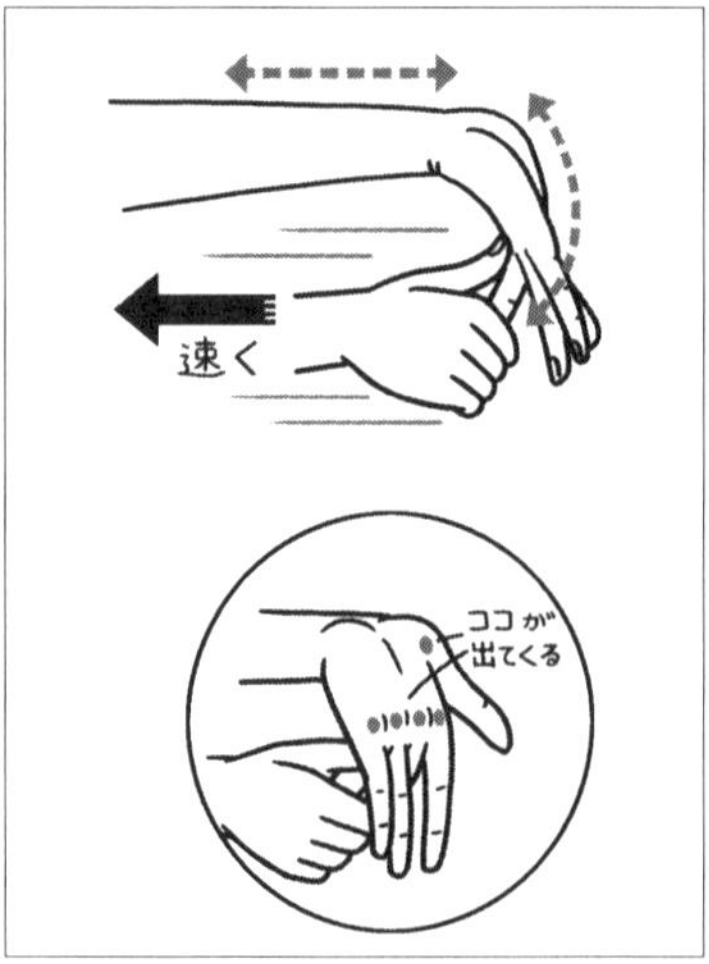

③指のポンピングを行う

手のひらを上にして腕を前に出し、指先を床のほうへ下げていきましょう。この時、ひじは伸ばしておきましょう。もう片方の手で小指からつかんで手前に引っ張ります。そして10本の指すべてで行います。1本の指につき10回ずつくらいクィクィ！と少し速いテンポで行いましょう。手の腹側に伸びている感覚と、腕の内側が伸びている感覚があれば正解です。できるだけひじを伸ばして行いましょう。

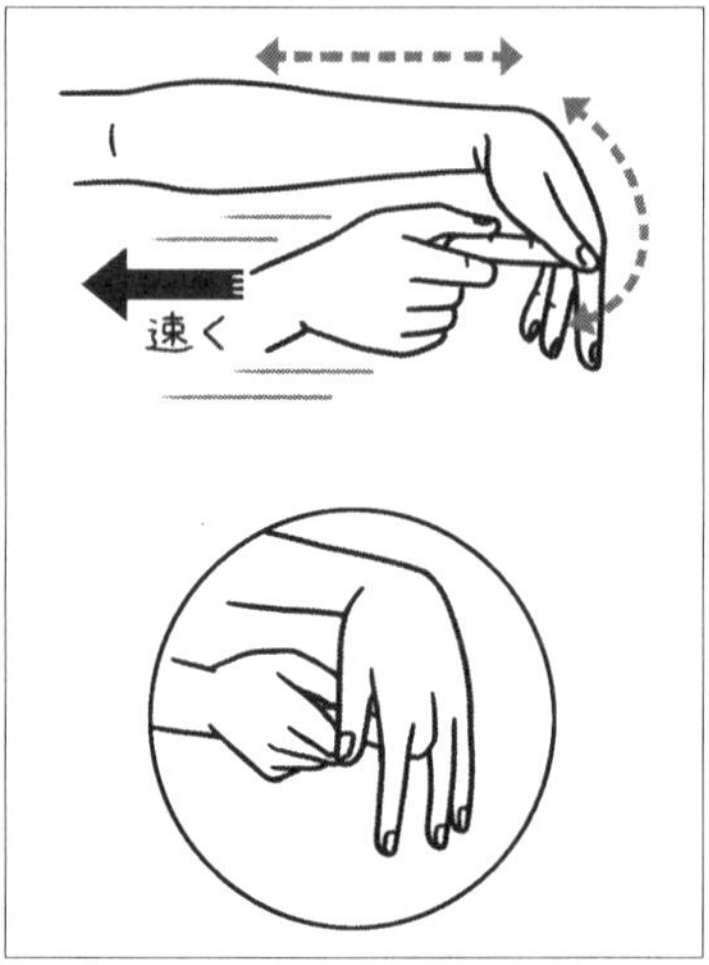

④指を折り曲げる

手の甲を上にして腕を前に出し、指先を床のほうへ下げていきましょう。この時、ひじ全体は伸ばしておきます。もう片方の手で小指からつかんで手前に引っ張ります。そして、10本の指すべてで行います。指もそうですが、腕に伸びている痛さがあると正しくできています。ひじをできるだけ伸ばして行いましょう。①～④を反対の手でも行います。

体液を循環させる！

足のマッサージ

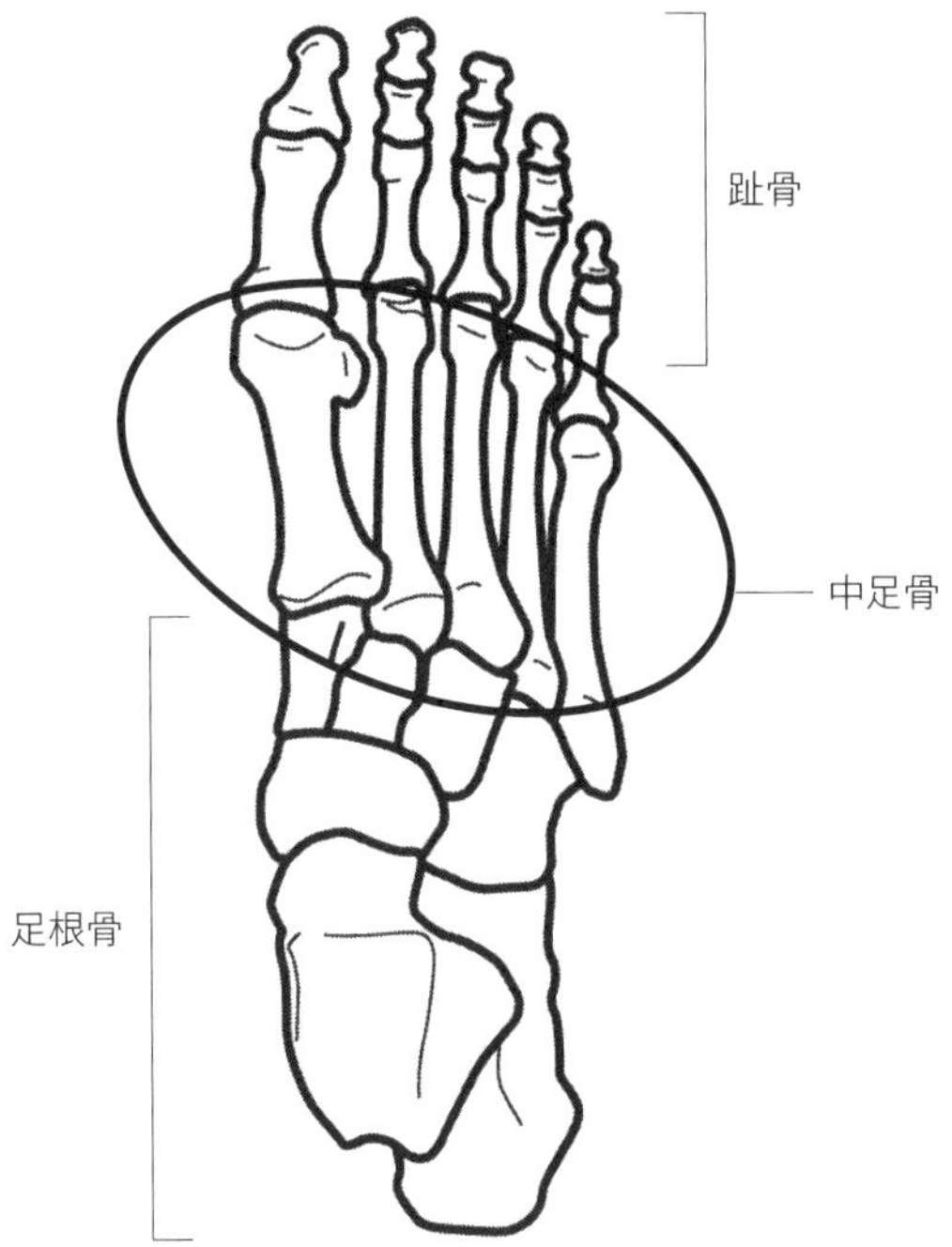

足は趾骨、中足骨、足根骨に分けられます。手と同じように、動かしやすい中足骨をほぐしていきます。関節の痛みを訴える人は足の指が曲がっている人たちが多いです。足の指はしっかりと伸びてきます。指の根がしっかりと伸びるように取り組んでみてください。もちろん、足の指も握りこぶしがあります。出てこない人は何度かグー、パーを行うと出てきます。足先までしっかり体液が循環されることで体の土台がしっかり築かれます。

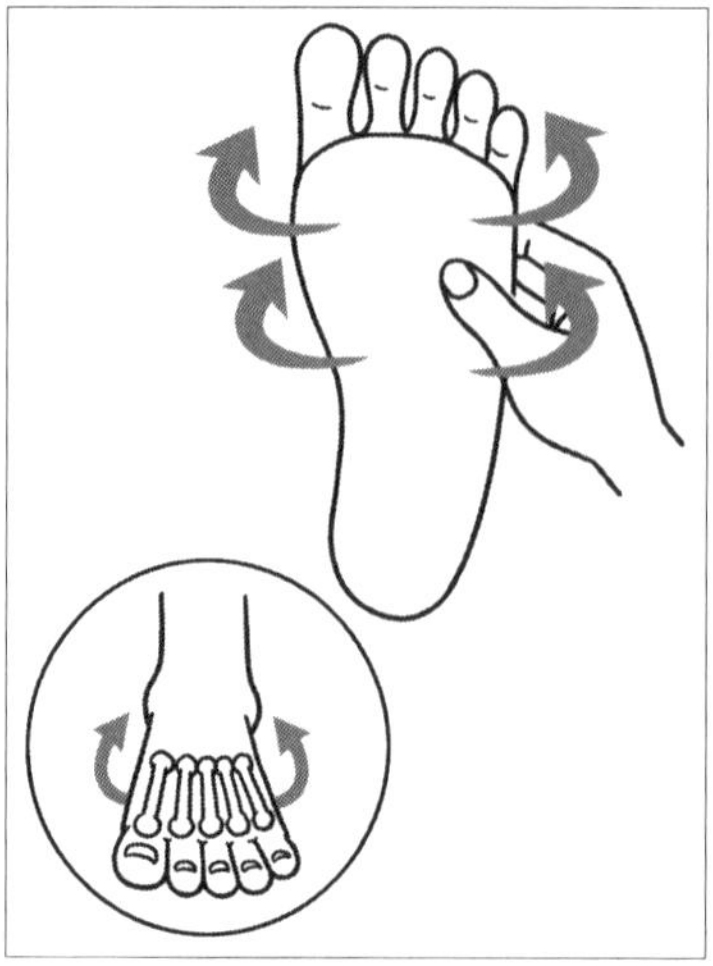

①中足骨を開いて めくり上げる

親指と人差し指の間から始めていきます。足の腹側の親指の中足骨をつかんで、足の腹側から甲側へめくり上げます。順番は親指と人差し指の間から。次に小指と薬指の間です。真ん中の骨はどこから始めても構いません。大事なのは骨と骨の間を広げてめくり上げることです。

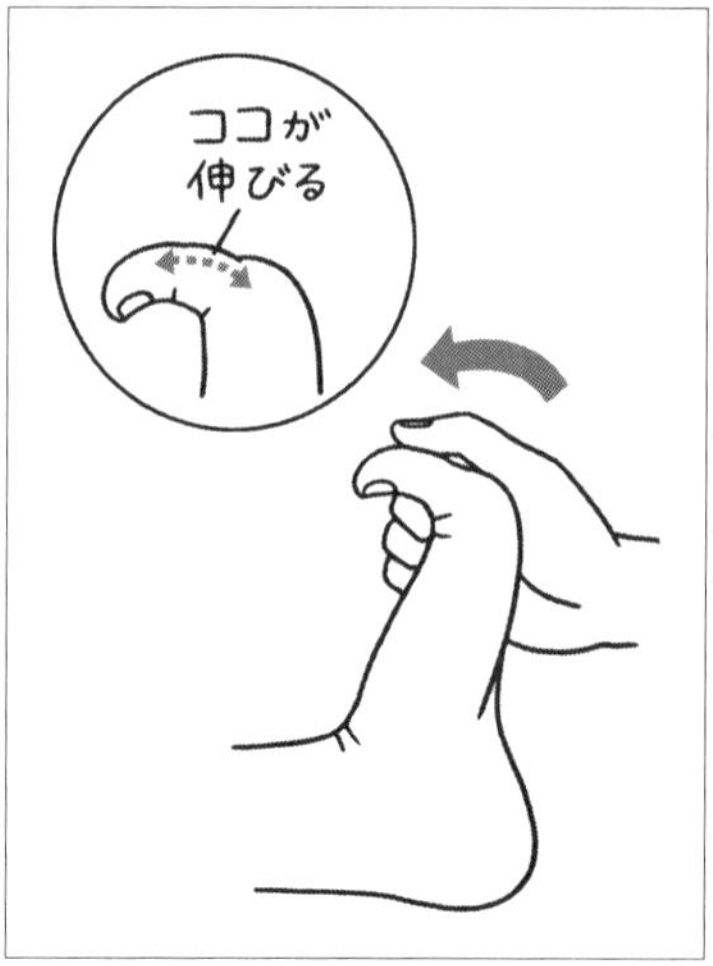

②足指をひとつずつ 反らせる

足のつけ根の関節を押し出して、指を１本ずつゆっくり反らせます。少しキリキリと痛さがあるかもしれません。固まった関節が開くことが痛みに現れると思いますので、ゆっくりと行ってください。だんだんと大きく反れて痛さが緩和すると思います。

③足の指をポンピングする

片足を曲げて、自身の手前に持ってきます。かかとを押し出しながら指を１本ずつクィクィ！と速いテンポで反ります。１本の指につき、10回くらい行います。できたら、足裏が反り上がるように行います。10本の指全部行います。

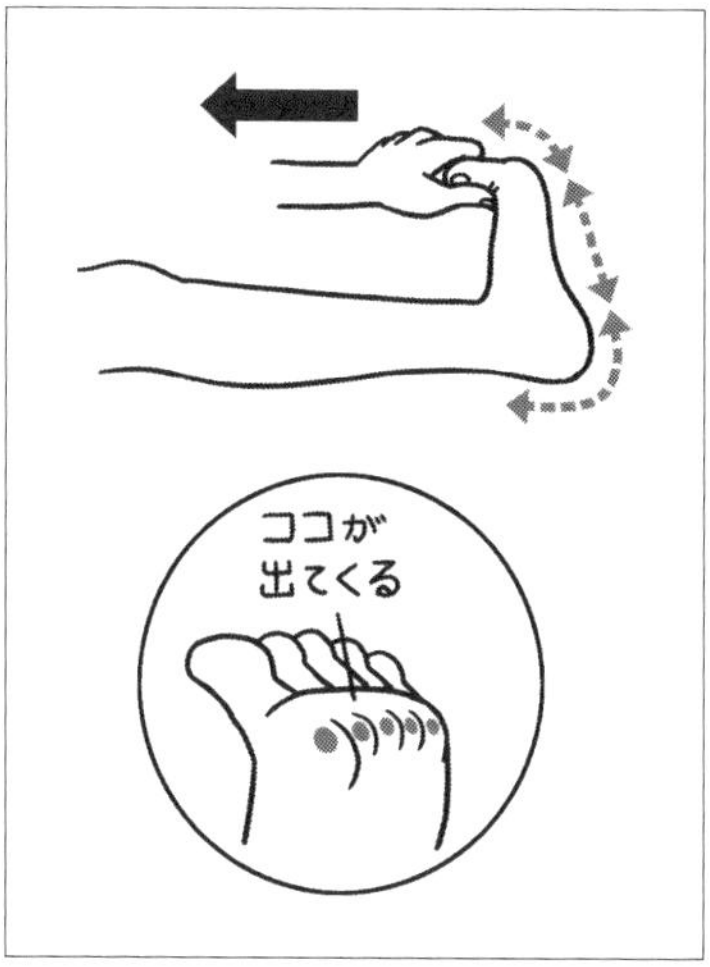

④中足骨から内へ丸め込むように曲げる

指関節を曲げるのではなく、足首から中足骨、指先まで伸ばして指を曲げることを意識して行いましょう。各指10回が目安です。反対の足も同様に①～④まで行いましょう。

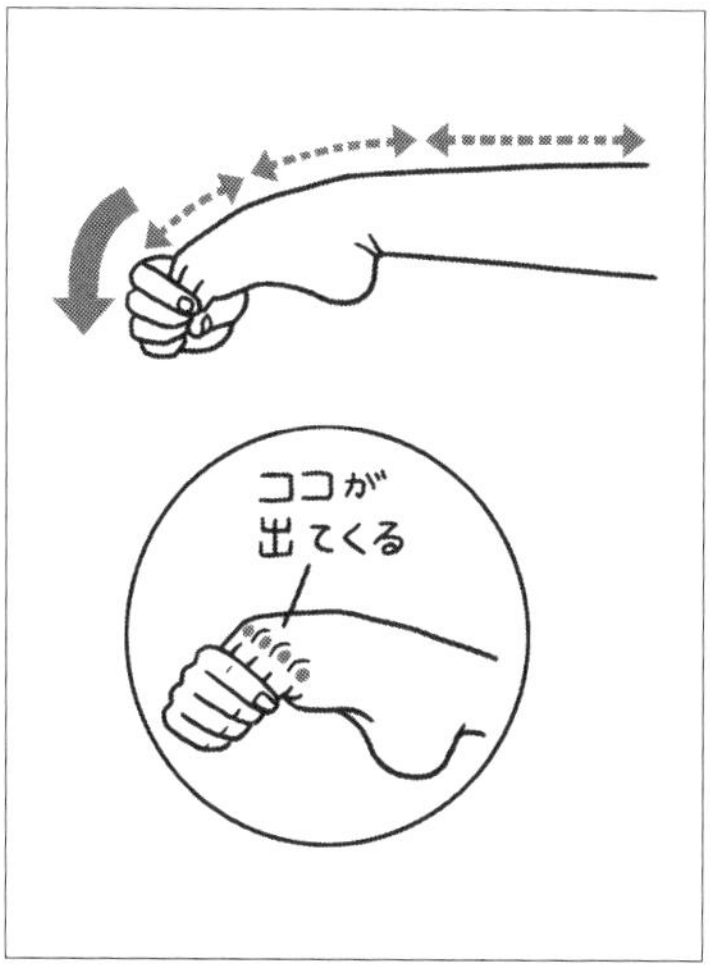

体液を循環させる！

手の指のマッサージ

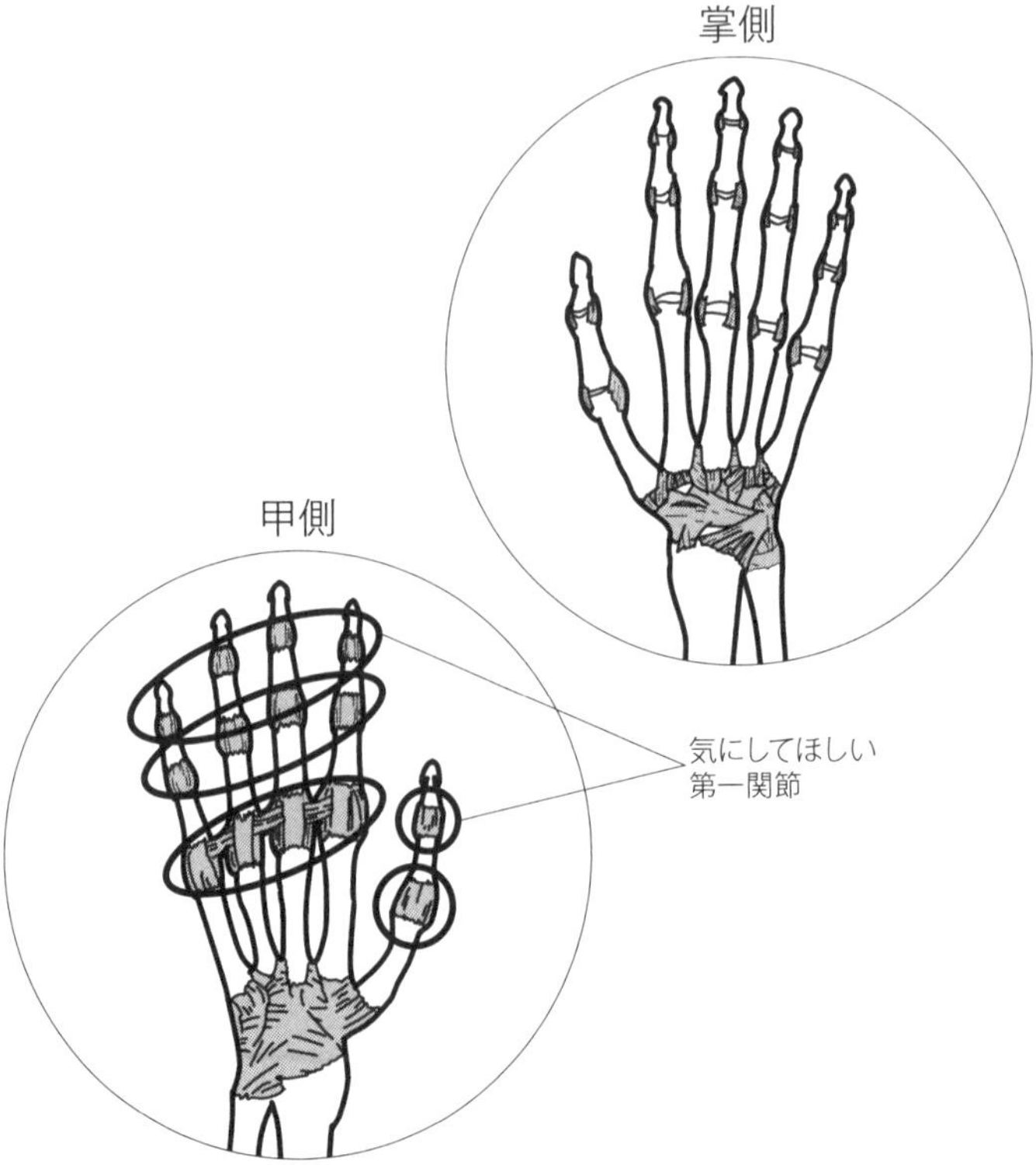

指には、親指2か所、人差し指から小指まで3か所の節があります。指の節には体の不要な組織が塊になって付着しやすい部分です。加えて指の関節をしっかりと取り巻いている靭帯も結構強力にできています。特にあまり気にしにくい第一関節部は特に注意していきます。ここはある程度の年齢に達すると動かなくなる方が多いです。しっかりと不要な組織を流していきましょう！

①手の節を押しつぶしながらさする

手の指の節を押しつぶしてさすります。指は円周になっているのでていねいにすべての面を行います。

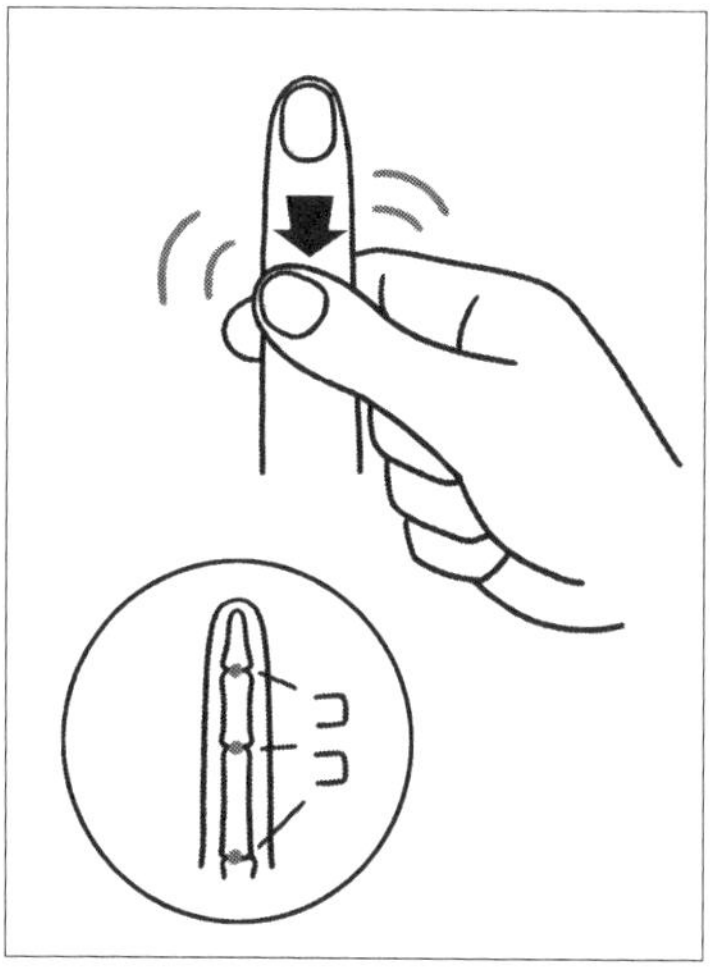

②指の骨と骨の間をさする

手の指の骨と骨の間をさすります。爪がある部分も同じようにさすります。

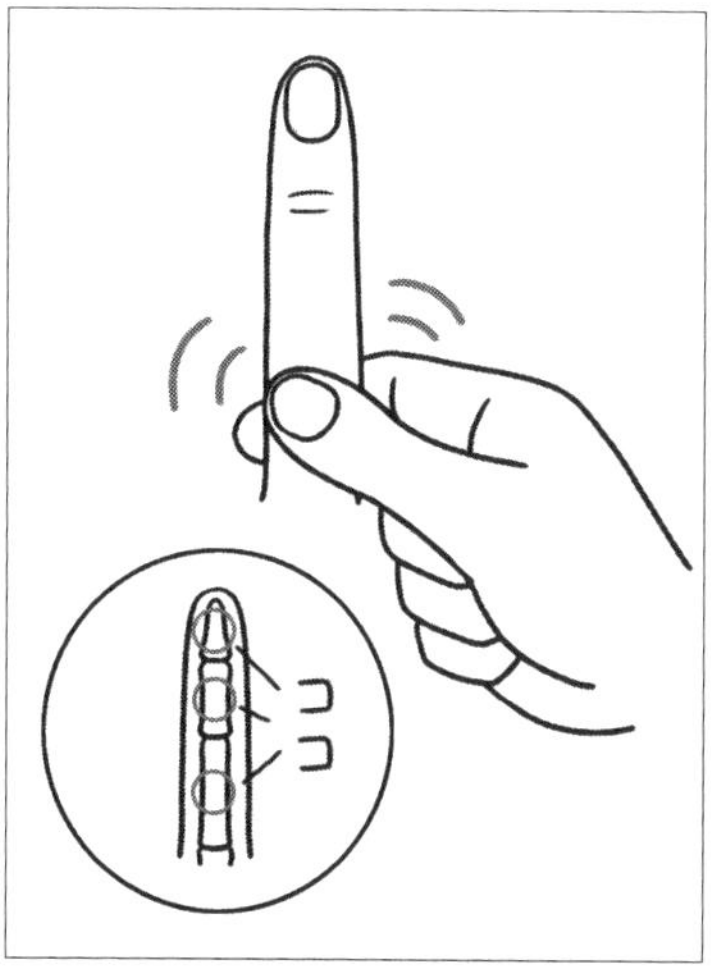

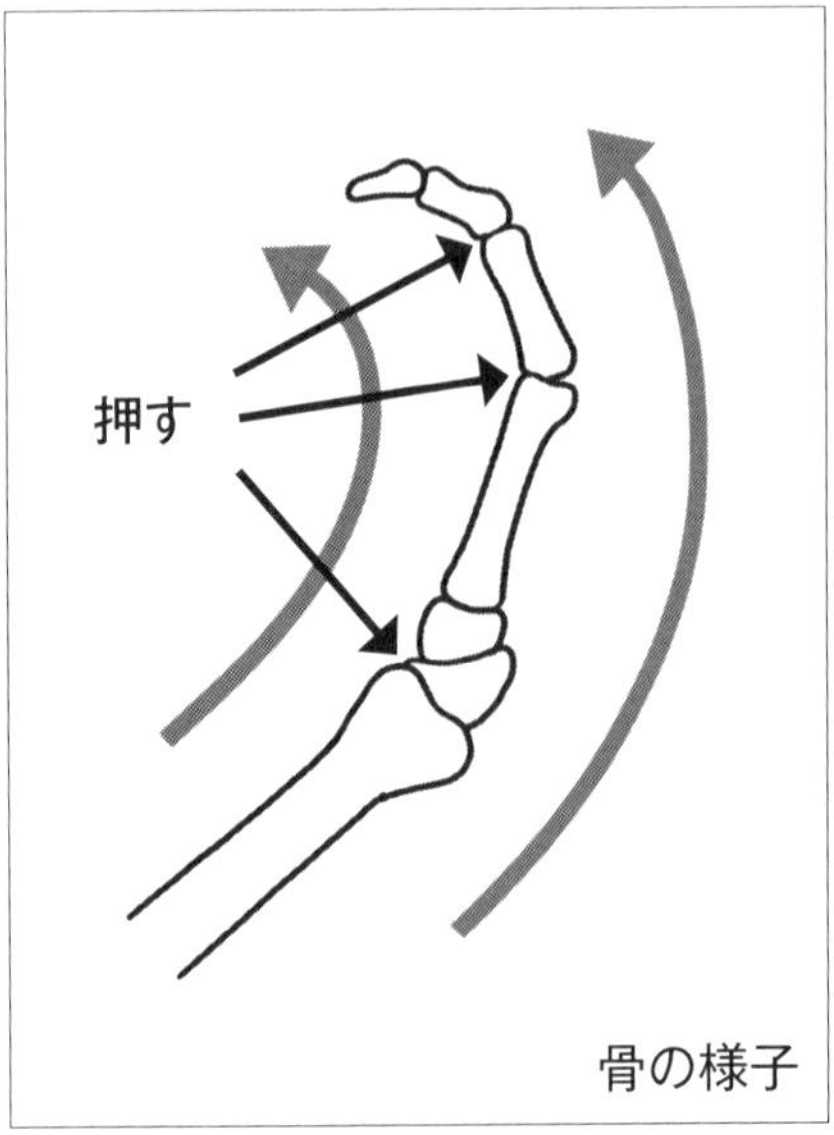

③手の指の関節をすべて反る

手の指の関節をすべて反ります。もう片方の手で甲側の節から押しながら反らせます。

④パーをつくる

指を大きく反って、開いてパーにします。指の内側のつけ根の部分が出るくらいです。

このあと力を抜きます。これを３～５回行います。

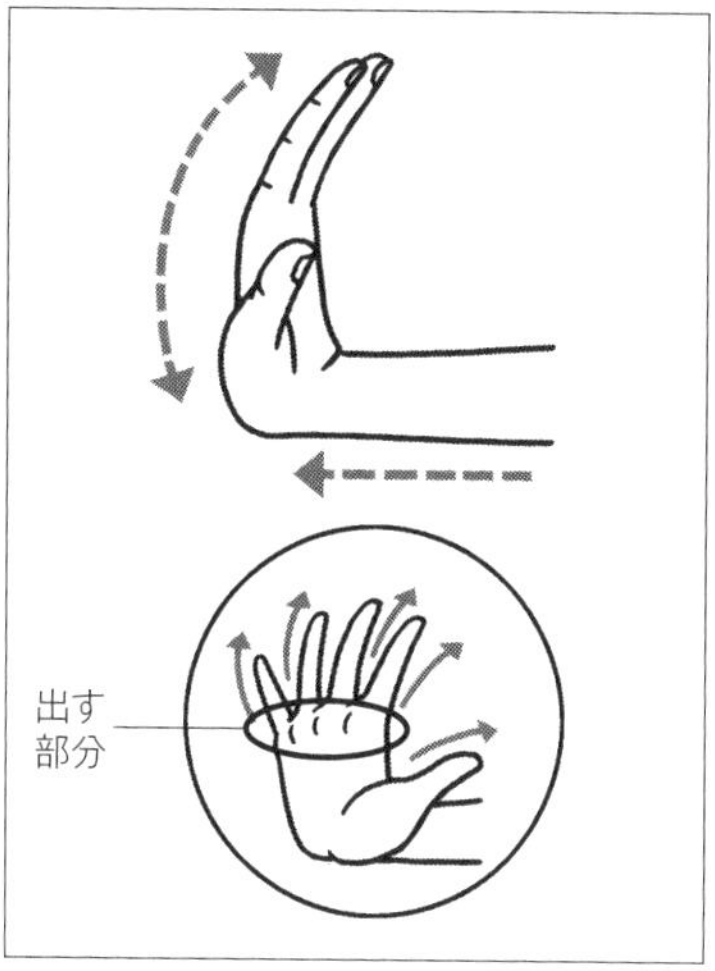

⑤グーをつくる

④から第一関節の部分から順番に曲げていき、グーをつくります。この時、わしづかみしているぞ！という気合いを手から発してみましょう。そして手首も曲げていき、ひじをしっかり伸ばします。グッとにぎったまま手首を反り、手の腹から開いて④のパーをつくります。これを３セット行います。

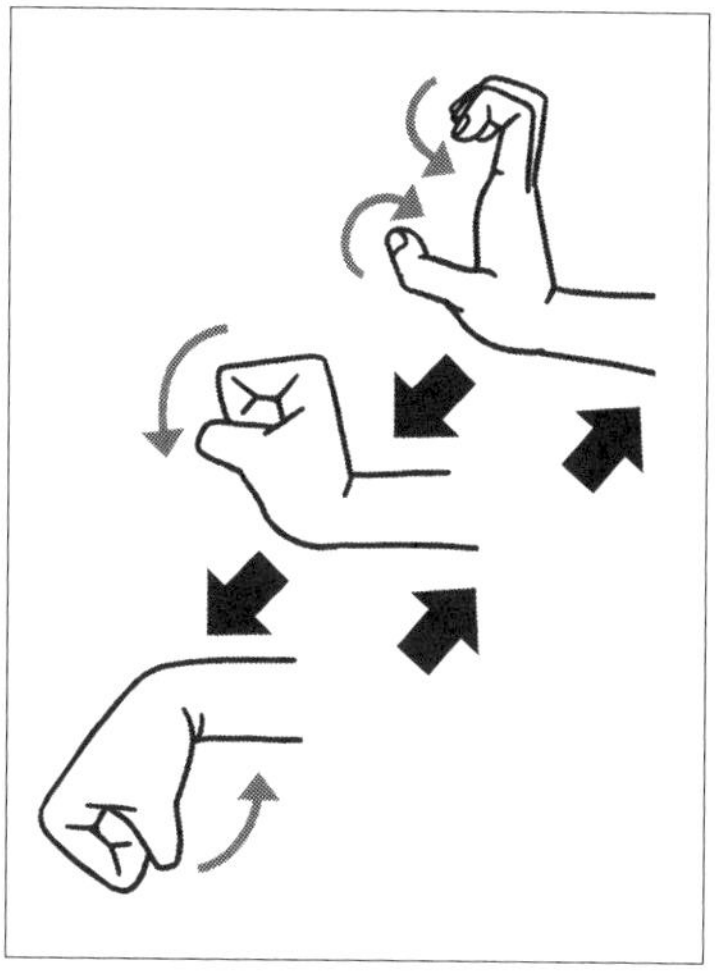

体液を循環させる！

足の指のマッサージ

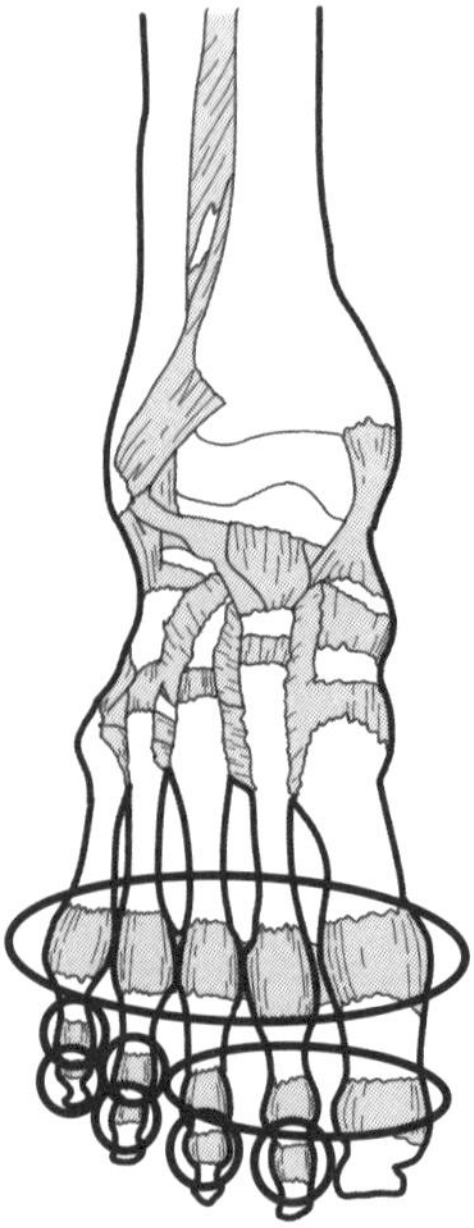

足の場合、指を反るのに躊躇《ちゅうちょ》しないでください。足の指も手の指同様、しっかりとつかんだり、反ったりできてきます。根気よく行いましょう。

回数を重ねると少しずつ動いてきます。できる足になると何でも足でつかめて生活に便利になります（笑）。

①足の節を押しつぶしながらさする

足の指の節を押しつぶしてさすります。指は円周になっているのでていねいにすべての面を行います。

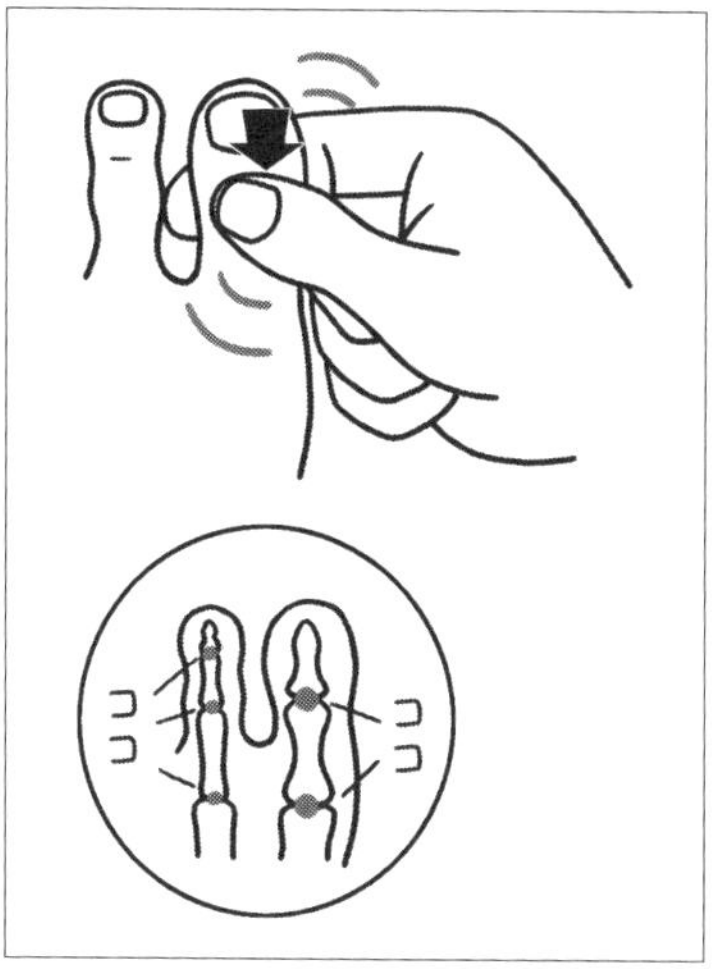

②指の骨と骨の間をさする

足の指の骨と骨の間をさすります。爪がある部分も同じようにさすります。

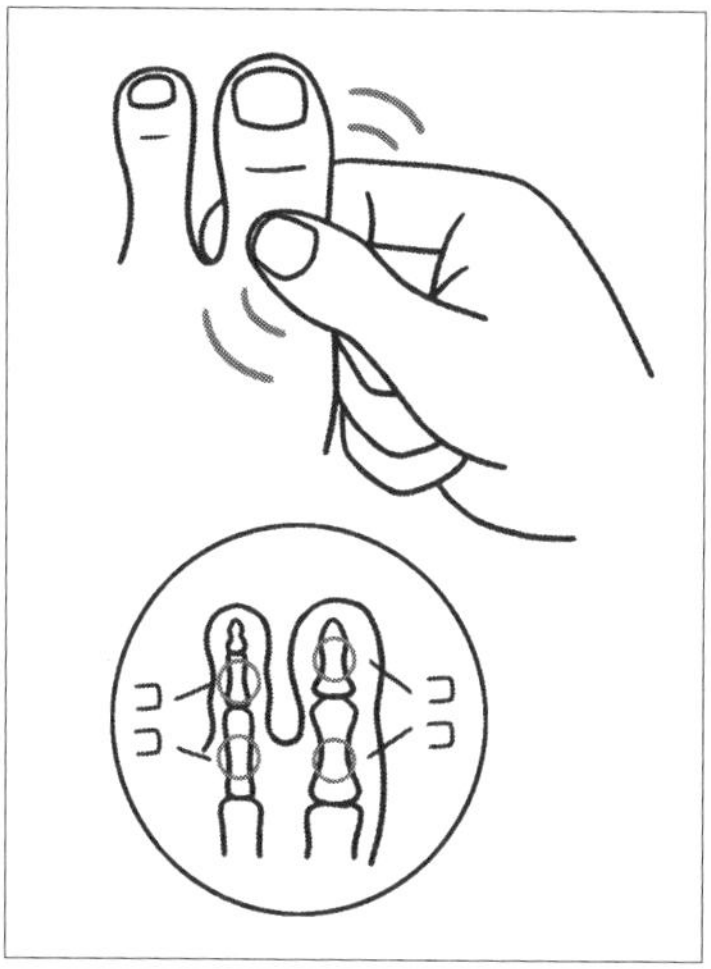

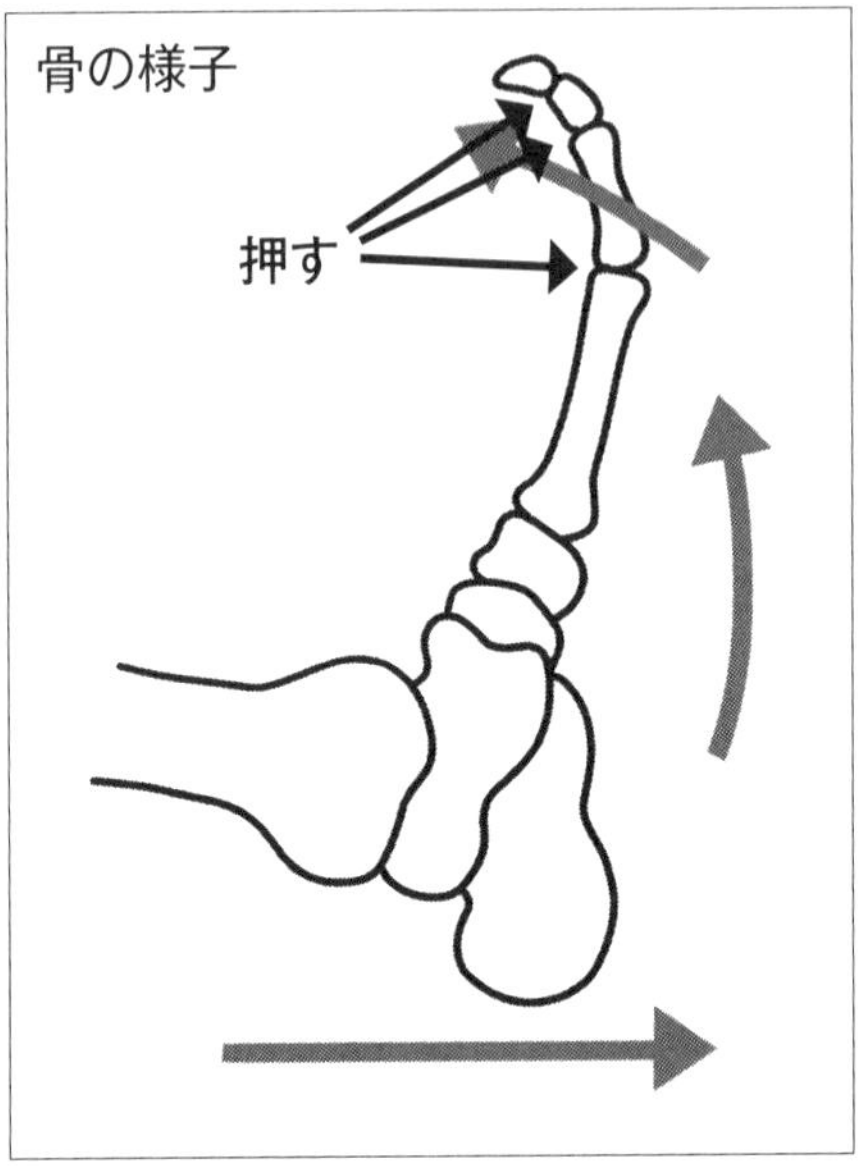

③指の関節をすべて反る

足の指の関節をすべて反ります。甲側から手でひとつずつの関節を押し出すように反り上げます。

④パーをつくる

足の指を大きく反って、開いてパーにします。イラストのように足の裏の「出す部分」がしっかり出るくらいです。

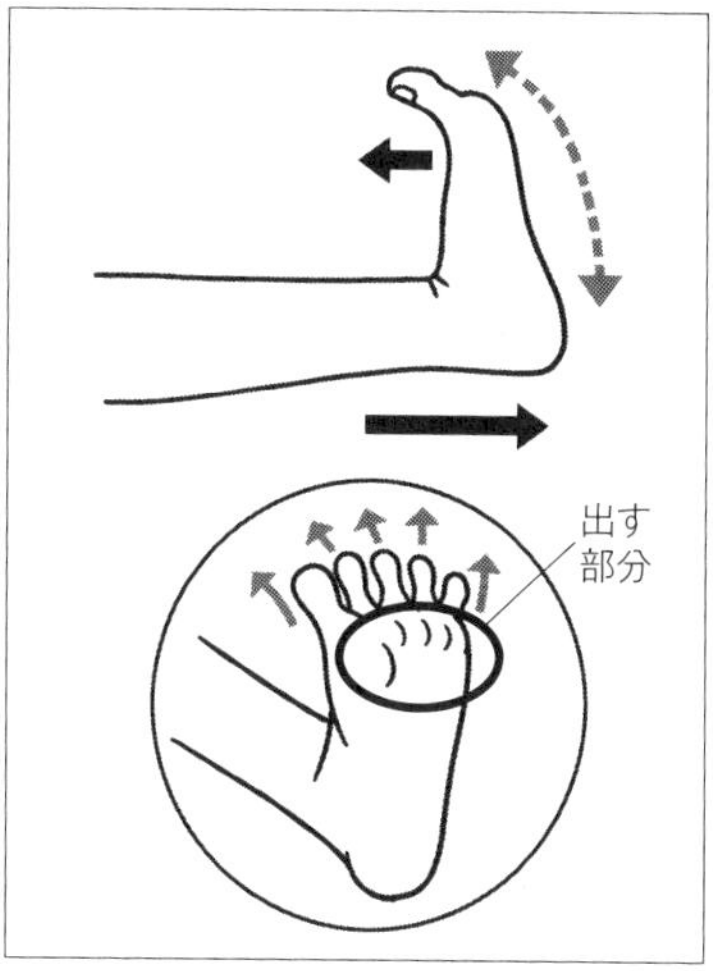

⑤グーをつくる

足の第一関節の部分から順番に曲げていき、グーをつくります。その時、足の甲もしっかり丸めていきます。そして足首も伸ばします。膝もしっかり伸ばしていきましょう。そして、グーのまま足首を曲げて④の状態にしていきます。これを３セット行います。

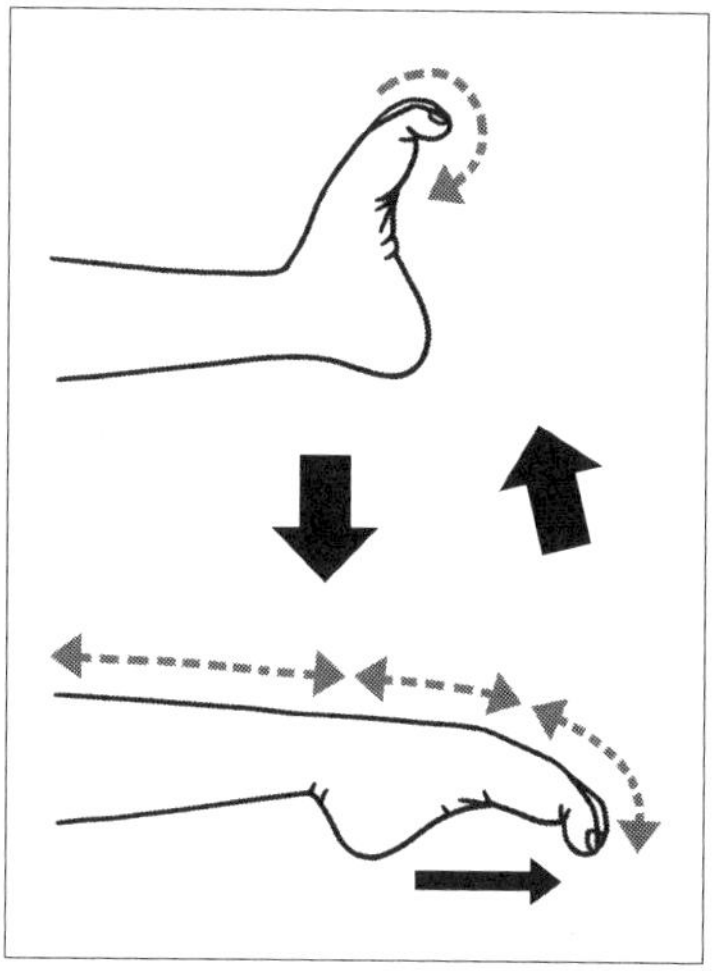

体液を循環させる！

前腕のマッサージ

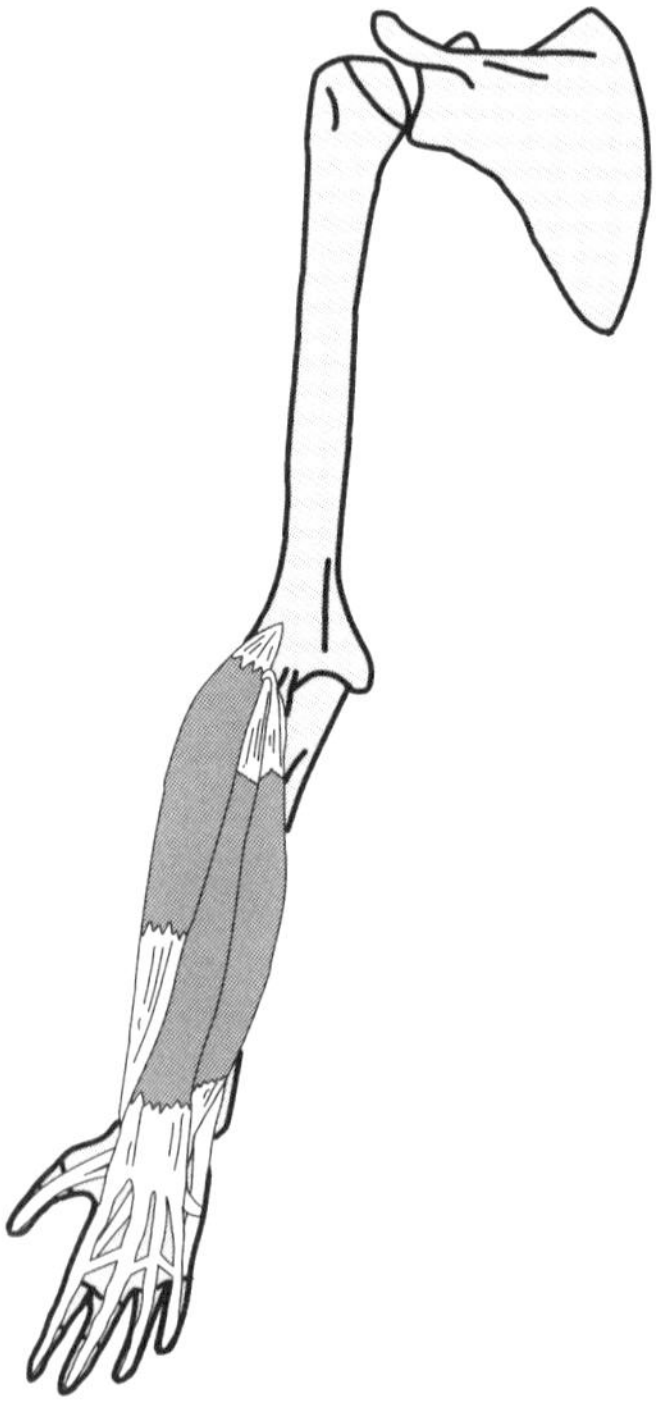

前腕も体液の流れを良くしてくれます。この部分は、コリがあるのがわかりにくい部分です。コリが取れた後にラクになったのが感じられるかと思います。

①腕の内側をほぐす

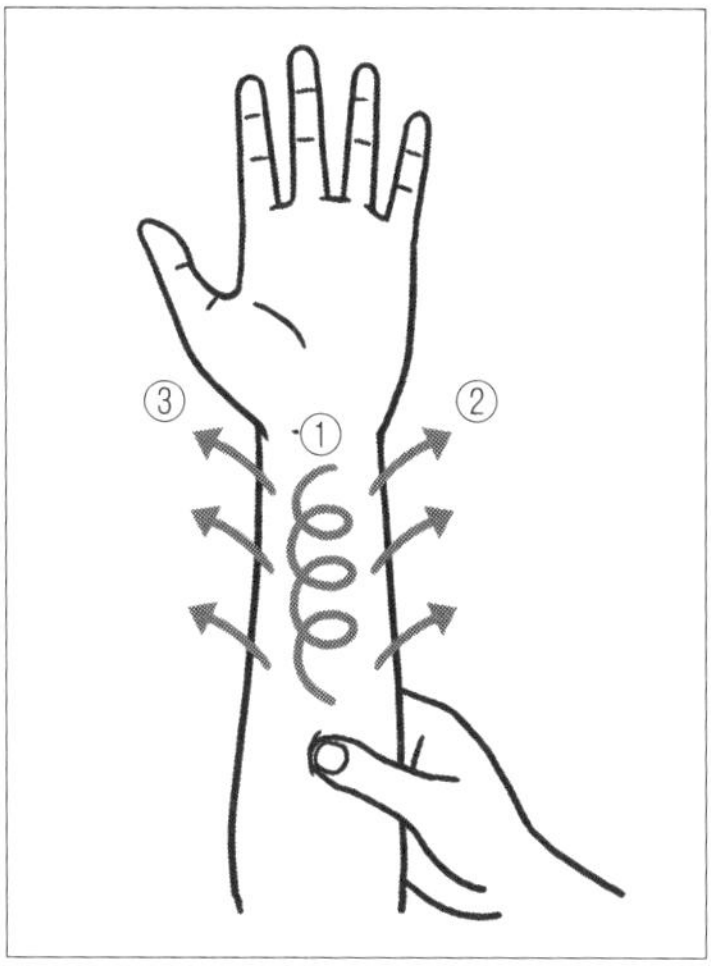

腕を内側に向けます。内ひじから腕の真ん中の部分を押し広げるようにマッサージしていきます。深く掘り起こすようにマッサージしてみてください。次にまん中から左右横側の部分を同じようにマッサージをしていきましょう。腕の内側から手首までしっかりと行います。

②腕の甲側をほぐす

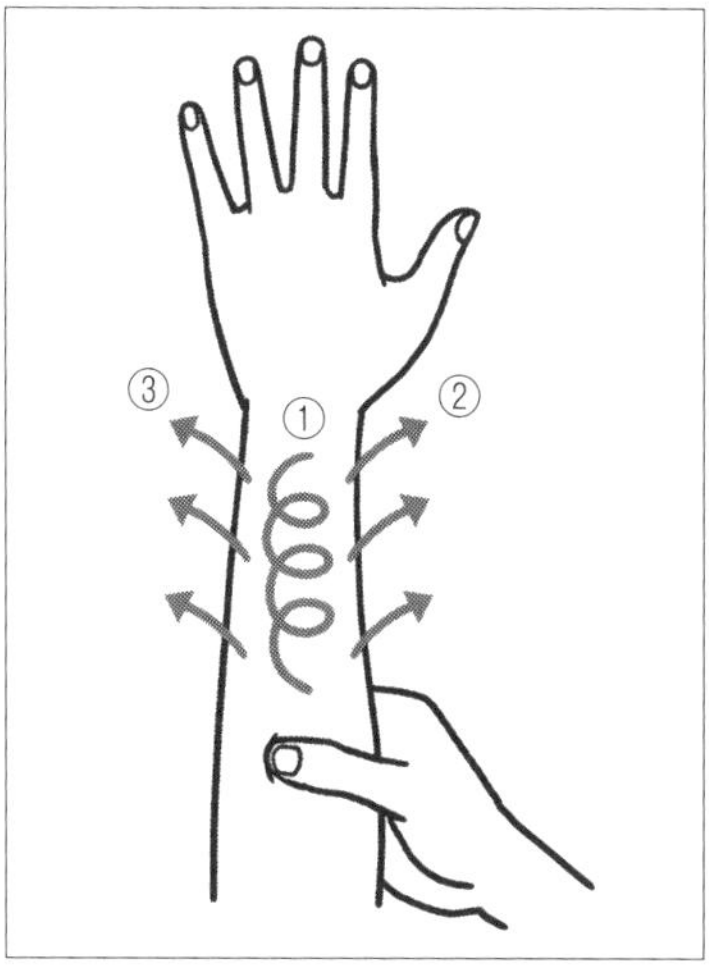

腕の甲側のマッサージを行います。まずは真ん中の部分を押し広げるようにマッサージしていきましょう。そして親指側の骨にそって押し広げていきます。小指側の骨にそっても押し広げていくマッサージを行いましょう。

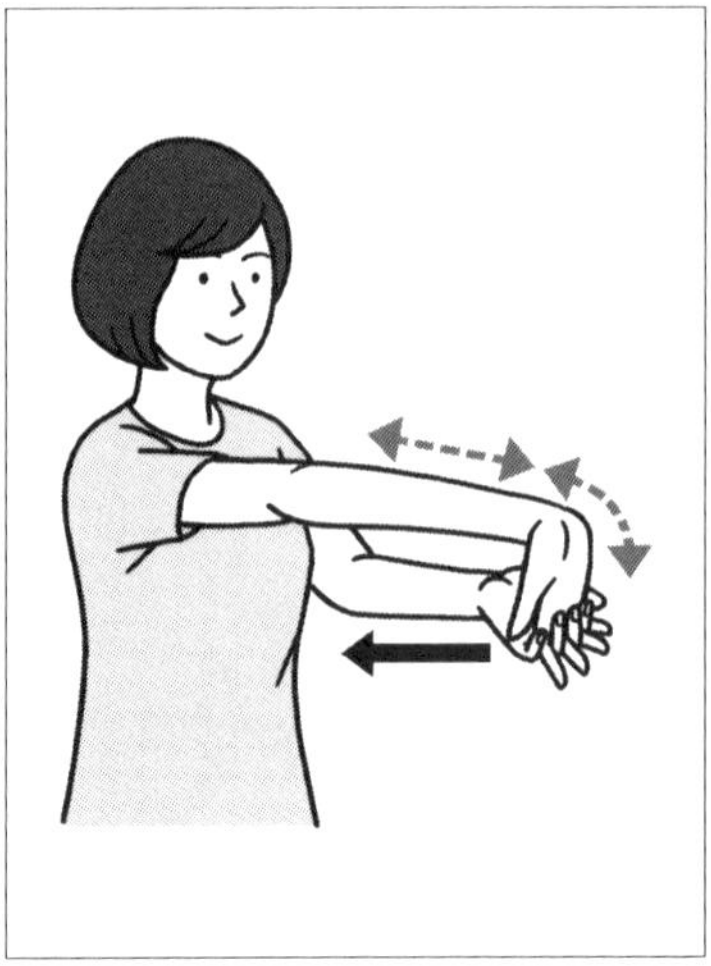

③腕の内側を伸ばす

ひじを伸ばして手を前方に出します。手の指の間に反対の手の指を食い込ませて手首を手前に折り曲げることで、手首を引き伸ばしていきます。胸を張りながら、手のつけ根から手首が伸びていくような感じで行いましょう。ひじから腕に少し伸びる痛みがあったら正しくできています。息を吐きながら行いましょう。3セット行います。

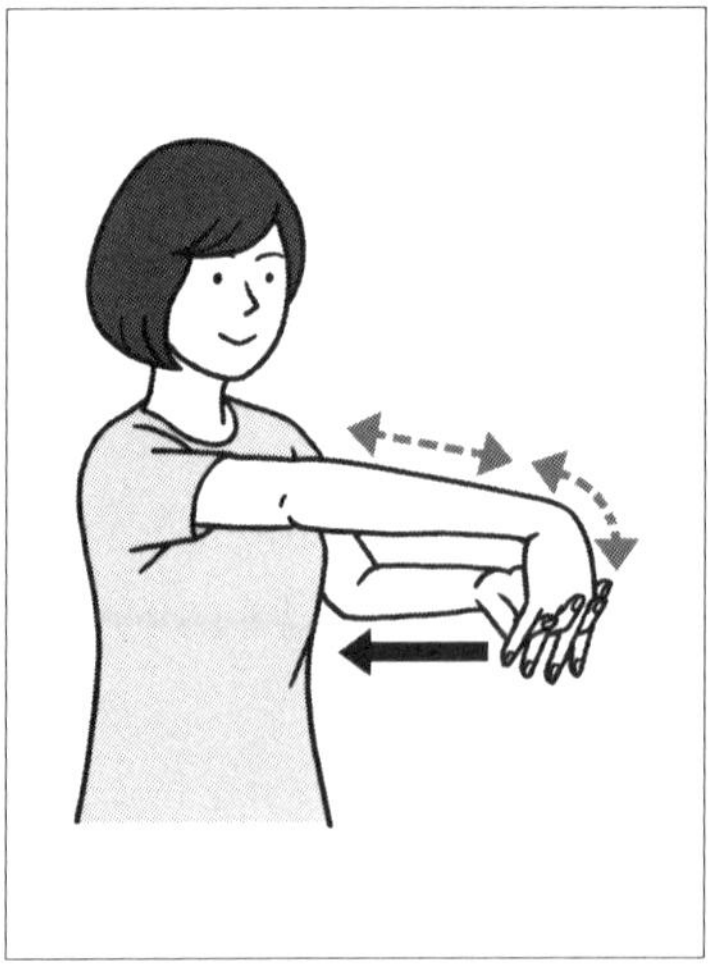

④腕の外側を伸ばす

手のひらを下に向けて指先をもうひとつの手で引きます。この時もひじと胸をしっかりと伸ばして行います。この時も手の甲から手首が伸びていく感じを味わいましょう。腕の甲側に伸びる痛みがあったら正しくできています。ていねいに3セット行います。息を吐きながら行いましょう。

⑤手首をまわす

　両手を組んで、手首をクルクルまわしていきます。右まわし５回、左まわし５回行います。

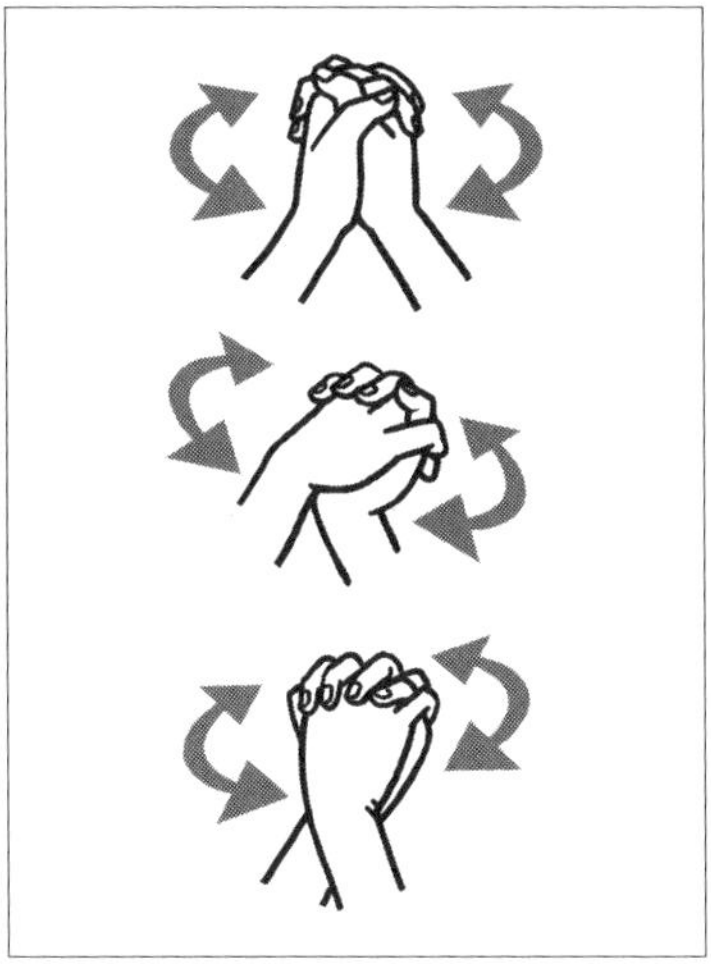

体液を循環させる！

ふくらはぎのマッサージ

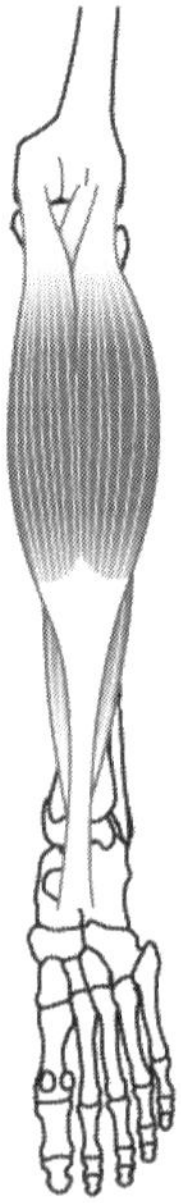

足の裏をある程度ほぐせたら、次はポンプの役割をしてくれるふくらはぎと足首をしっかりと働いてくれるものに仕上げていきましょう！　ここは第二の心臓といわれています。

①アキレス腱周辺をほぐす

アキレス腱の硬い部分の両隣を親指でアキレス腱からそぐようにマッサージします。足が柔かくなるのを感じるまで行ってみましょう。

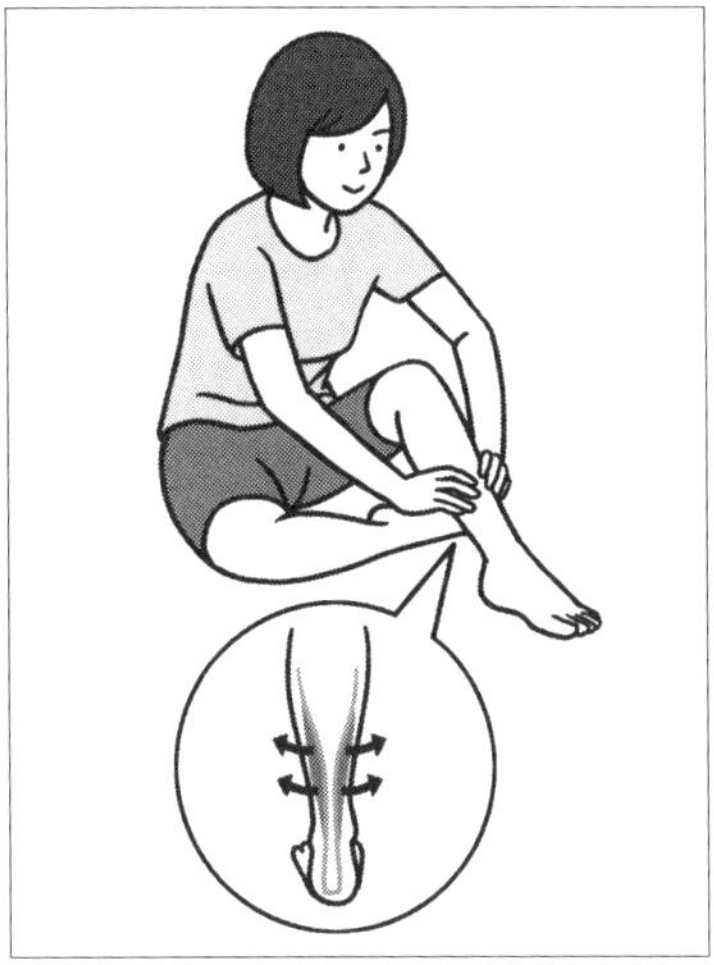

②やわらかいふくらはぎをつくる

膝の裏からふくらはぎにかけて両サイドに割るようにマッサージしてみましょう！ふくらはぎが柔らかくなるのを感じるまで行ってみましょう。

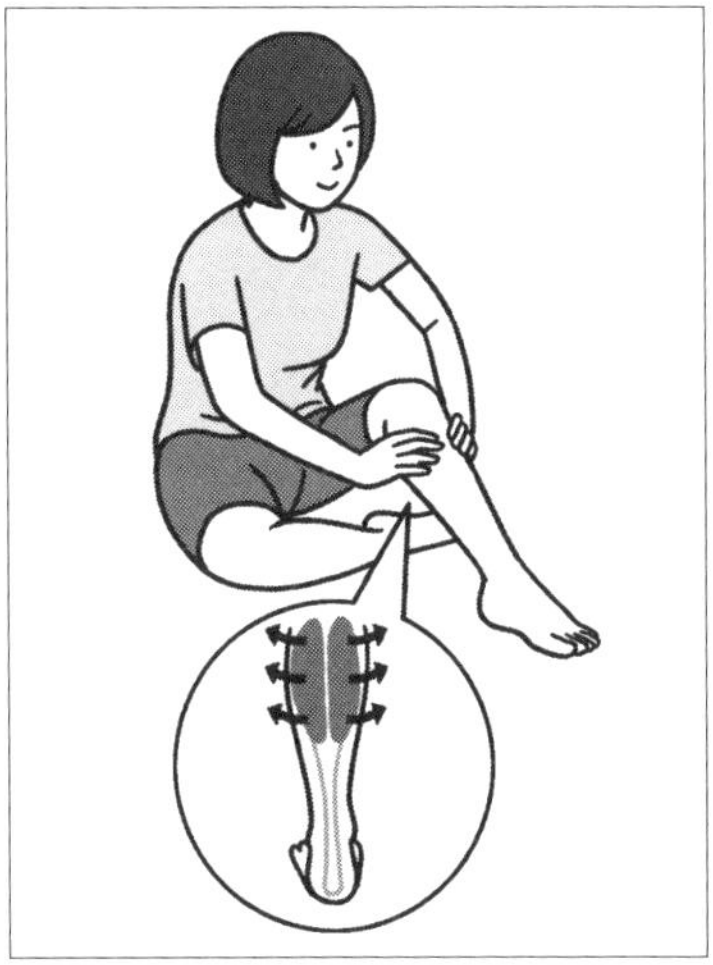

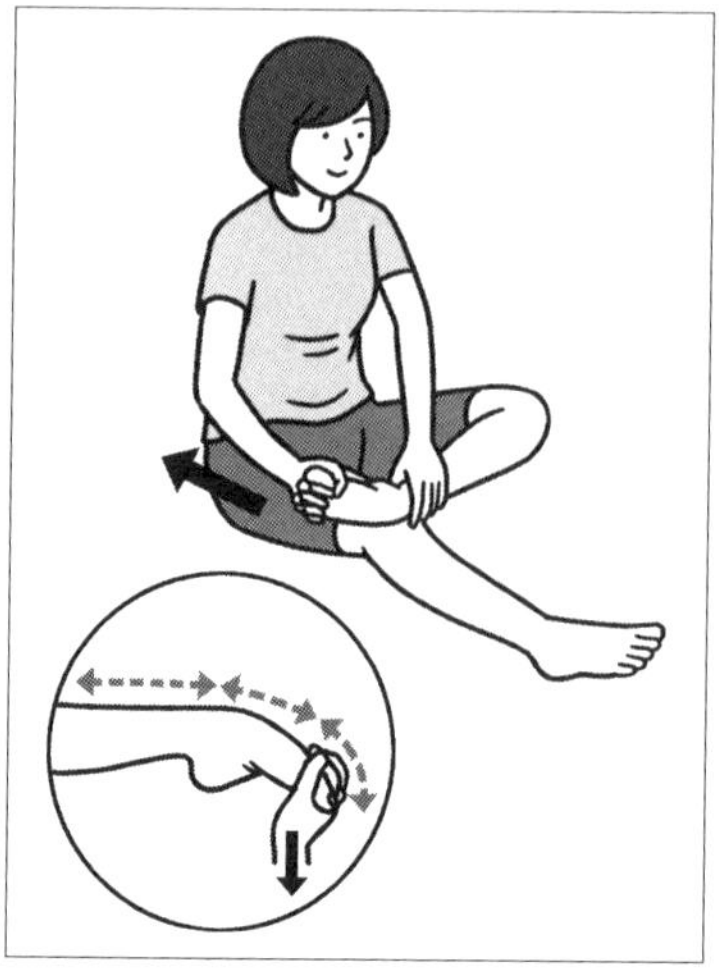

③足の甲を引き伸ばす

足の指の間に手の指を食い込ませて足の甲を引き伸ばしていきます。この時、すねもしっかりと引き伸ばします。そして、足の指を引っ張りながら爪先を伸ばしていきます。ていねいに3セット行いましょう。

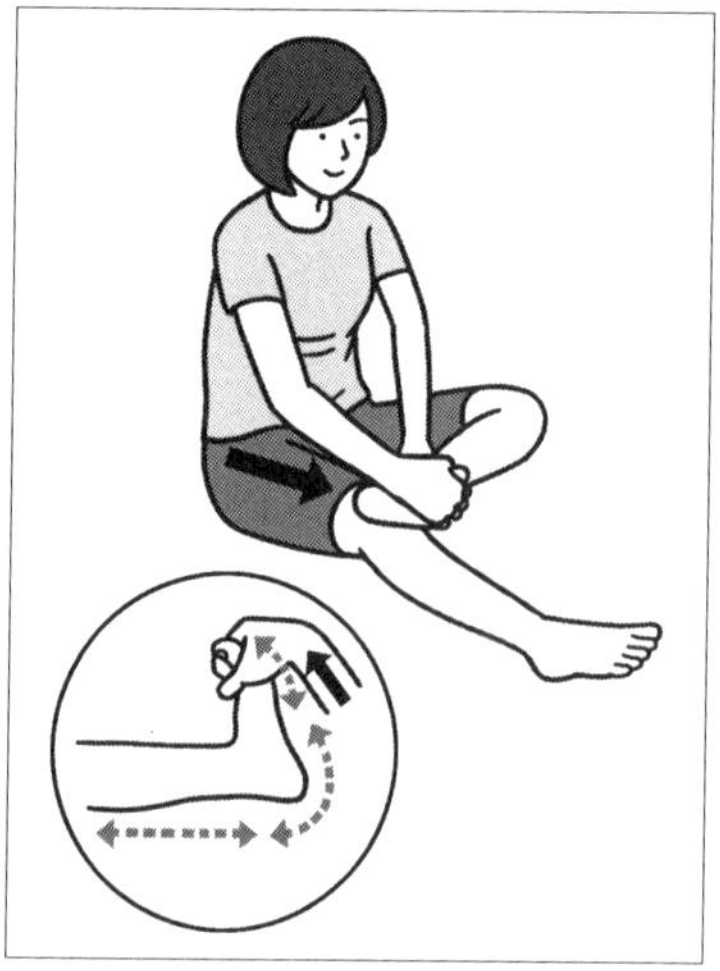

④足首を引き伸ばす

足の指の間に手の指を食い込ませます。足首を一度大きく引き伸ばします。かかとを押し出しながらアキレス腱を伸ばしていきます。この時、全ての足の指を反り上げるようにしましょう。ていねいに3セット行います。

⑤足首をまわす

すねと足首の間を開いていくように、しっかりと引っ張りながら足首をまわします。外まわし、内まわし５回ずつです。

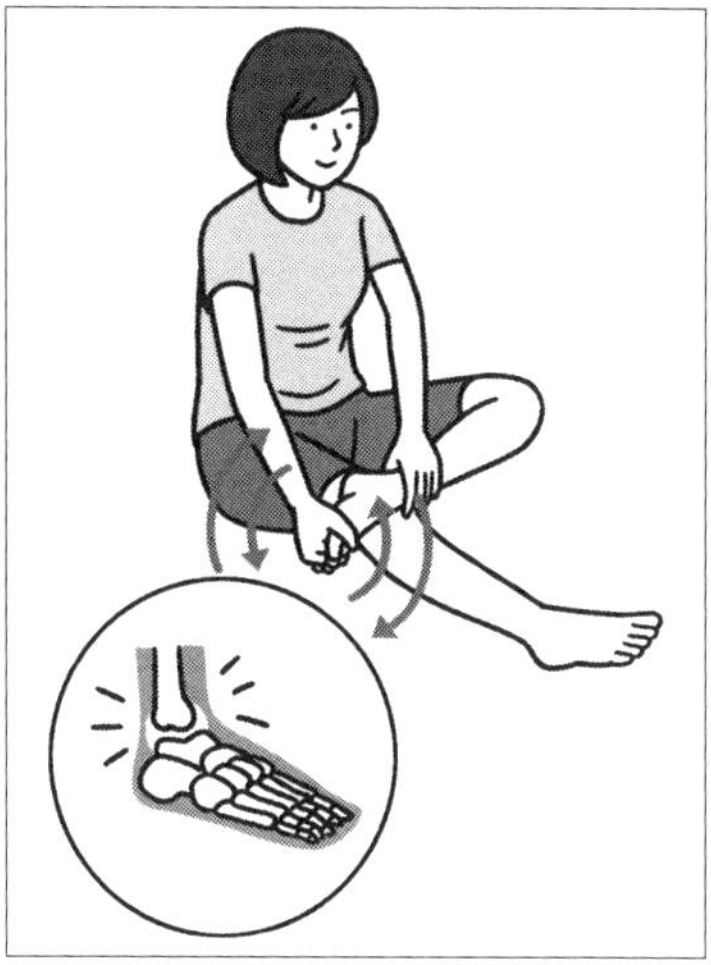

⑥足の指を組む

足の指をすべて組んでいきましょう。慣れない人は手で足指を入れていくのを手伝います。最初はすべての指が組めない方もいると思いますが、毎日、毎日行うと必ずできます。組んでいる指同士をつかみ合ってギューッとしていきます。そして力を抜いていきます。これを５回繰り返します。

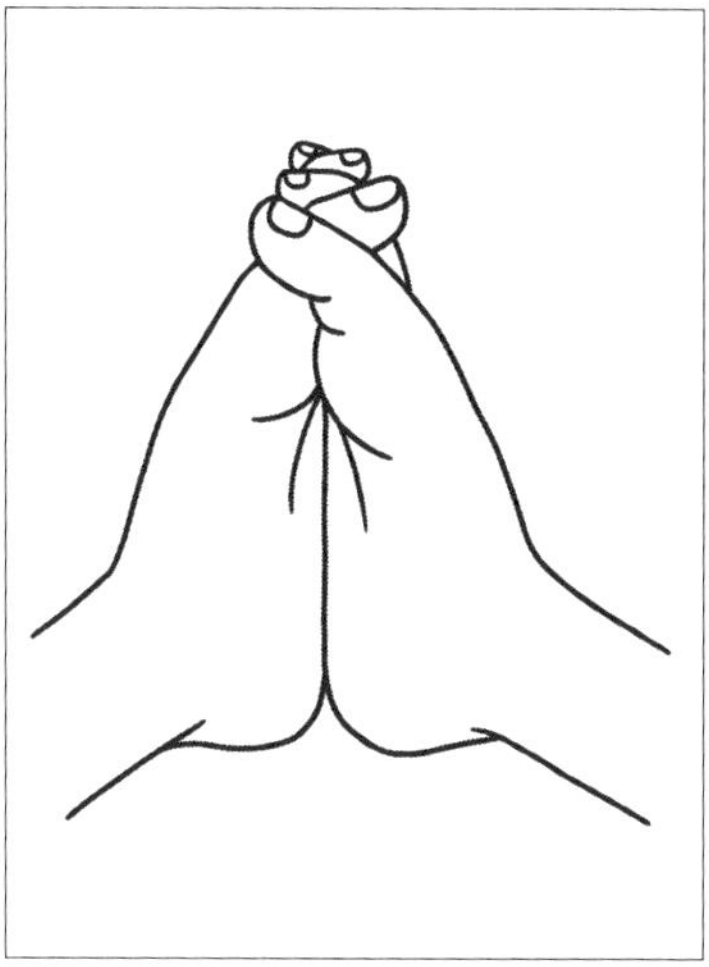

ストレッチで可動域が広がらないのはなぜ？

Column

よくストレッチスペースで、厳しい顔をしながらストレッチされている方がいるのを見かけます。

色々とアドバイスしてあげたいなぁと思いながら、お節介がすぎてはいけないと思って見守っております。

まず、ストレッチで可動域が広がらない理由は、伸ばしたい部分を真ん中と考えて、その両端の部分をしならせて落とすという意識が欠けているからです。

イメージを形にしたらヤジロベエです。両端の重さをどれだけも下に落として少しずつ皮や筋肉が伸びてきます。そして、ゆっくりとした呼吸を伸ばしたい部分にふんだんに入れていきます。大きな呼吸は力を抜くことを助けてくれます。体の筋肉の緊張をできるだけ取り除いて、さらに両端を下へ落としていきます。

また、深いストレッチをしてみたいけど、どこかで引っかかる感じがする方は、引っかかる部分の筋肉や皮などが縮んでいることがあるので、さするようなマッサージを行なってみてください。そのあたりが硬く固まっているのがわかると思います。そして、さすることで体がやわらいできて、さらに床のほうへ体が下がるはずです。

第３章

体の動きが変わる！

関節可動域の正しい広げ方

関節可動域を広げる要は「筋肉」の方向性

「動ける体に変わりたい！」

「関節の可動域を広げたい！」

そのためには、「筋肉」をどの方向へ動かしていけばよいのかを考えていくことがとても重要です。

たとえば、「丹田《たんでん》に意識を集中させるといい」ということを聞いたことがある人は多いのではないでしょうか？

じつは丹田といわれる部分（おへそから3センチほど下の部分）は力を集めるイメージではなくて、広がるイメージを持つほうがよいのです。というのも、**動ける体の筋肉は、背骨から放射線状に反っていくのが正しい方向性**となるからです。

丹田を中心として上下にヤジロベエのような「しなり」をつくっていくイメージです。その時に呼吸をする力がどれほどしっかりしているかが大事になります。

筋肉の方向性の動き

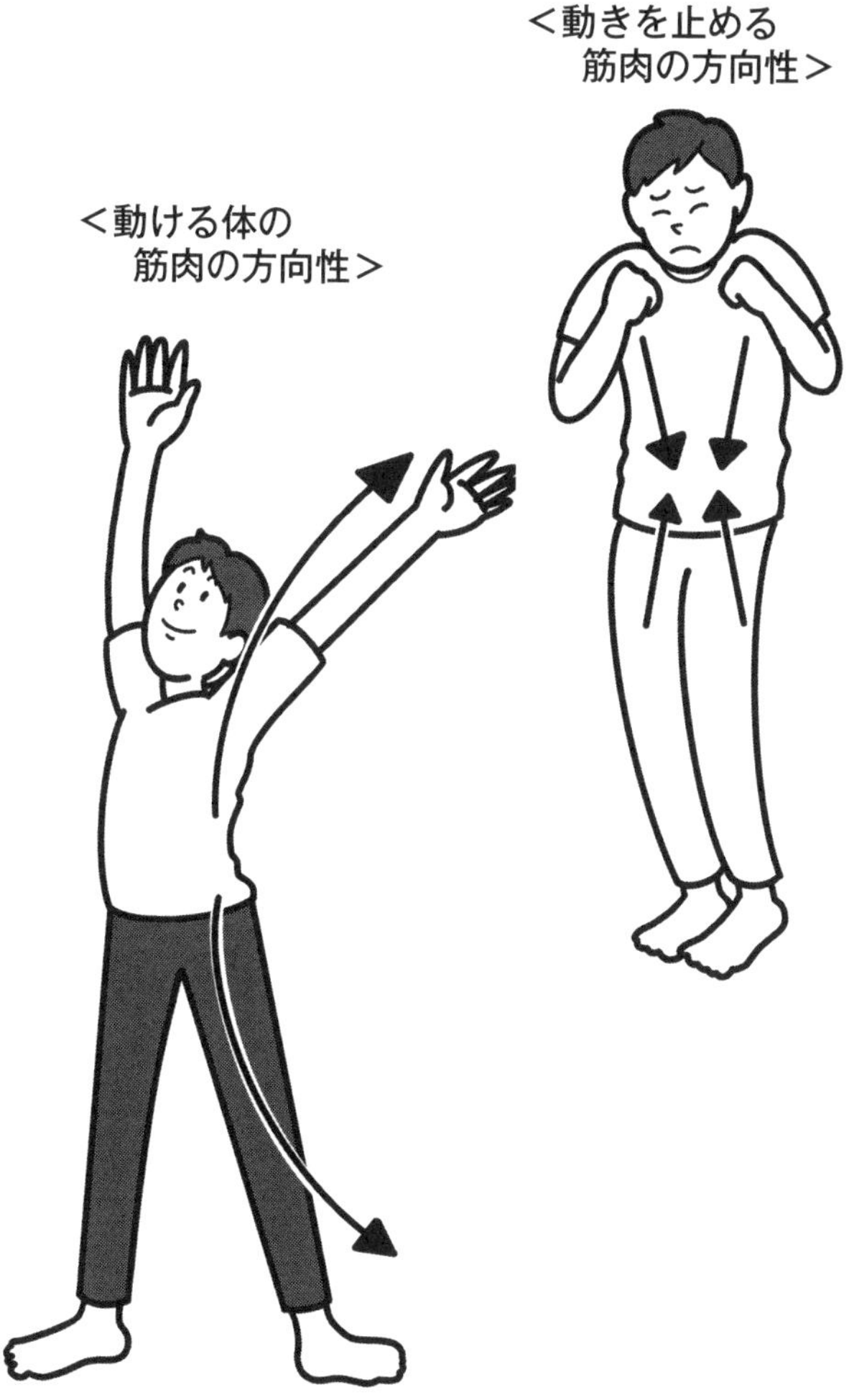

筋肉がしならず収縮の力が強いと、自分の筋肉の収縮の力でケガを引き起こしてしまう場合があります。腱《けん》や靭帯は何もしなくても収縮（固定）するように存在しています。

しかし、筋肉はトレーニングによって動きや質感を変化させることができます。筋肉の方向性や張力がほかの関節の筋肉と調和するようになると、腱や靭帯が少しずつ稼働します。

また骨の構造と形状は、骨に与えられるストレスの量と方向に適応して変化するとされ、稼働する骨頭の位置をきちんとそろえていくと、変形症といわれているものも矯正していけることもあります。

「呼吸」を使うと筋肉は自然と伸びてくる

筋肉の伸びはストレッチの形だけではなく、呼吸もすごく大切な要素です。

一生懸命に取り組むあまり、呼吸を忘れている人がいますが、トレーニングの時には呼吸にも意識を向けましょう。

この本で紹介するストレッチの際には、**「横隔膜《おうかくまく》が動く呼吸」**をしてほしいと思います。

横隔膜はしゃっくりをする時に大きく動く部分です。

横隔膜は筋肉なので、呼吸とともに動くと体の内面からストレッチを行なっているようなもの。ですから振幅の幅が大きいと動作やストレッチがよりパワフルになっていきます。

最初は横隔膜が動く感覚が難しいと思います。

難しかったら、しゃっくりをしたり、息を一瞬で大きく吸い込んでみて横隔膜の位置を確認してみてください。それが横隔膜が上がっている状態です。

次に、お手洗いで大をするような気持ちでお腹をいきむようにしてみましょう。「うーん」といきんだら、それは横隔膜が下がった状態です。

横隔膜を動かす感覚がつかめたら、呼吸をしながら動かす練習をしていきましょう。

最初は呼吸を吸った時、吐いた時、どちらでも横隔膜が動けば大丈夫です。運動をしている間も横隔膜が動いているか確認しましょう。

動作をしている時は、６秒ほど吸って、４秒で吐く過程の中で横隔膜を動かしてみてください。

そして呼吸をしている時は体の末端の部分を柳のようにたらしていくイメージで行うとより効果的です。体の末端部がたれて、呼吸を伴う内圧が高まる時に体の内側からストレッチが行える感覚ができてくると思います。

呼吸法はいくつか種類がありますが、本書では初心者向けのものを紹介しています。ぜひ、マスターしてください。

横隔膜が動く呼吸

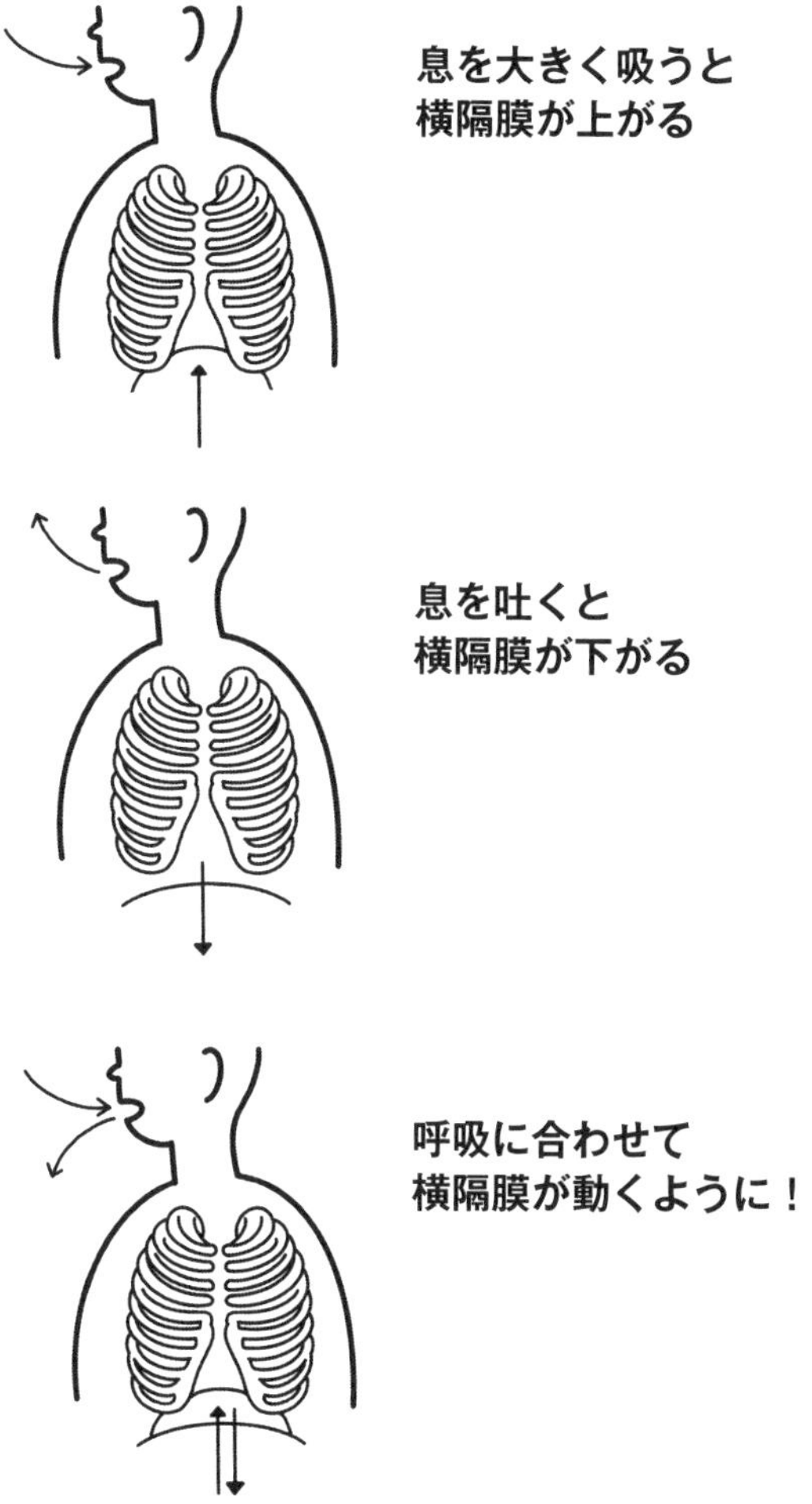

関節可動域を広げていくには5つの順番がある

動ける体をつくるには、体の中枢と末梢を行ったり来たりしながら、上肢と下肢をバランスよく伸ばしてくといいでしょう。遠回りに見えるかもしれませんが、順を追って関節周りの筋肉を伸ばしていくのが近道です。

例えば、上半身の場合、肋骨下部やお腹を伸ばしていきます。

なぜここから伸ばすかというと、まず、体を立ち上げたいからです。

体を立ち上げることができると、肩や首の位置の土台ができます。しかし、末梢の部分（手・足）が内向きのままだと、せっかく広がった体幹にも影響がでてきてしまうので、末梢のトレーニングを行って、体幹へフィードバックを試みるのです。

このように体のやりとりを受信する力が強くなってきたら、体が自立してくれるようになります。

本書のトレーニングでは、大きく5つのパートに分けて紹介していきます。

①背骨、肋骨周辺

②太もも、腹部全面、股関節全面

③もも裏、ふくらはぎ

④肋骨側部、背面

⑤肋骨全周、腕、首、股関節周辺

長らく、体というものと向き合い続けてわかったのが、何度もいろいろな刺激を与えてフィードバックを待つというスタンスです。

それは、筋肉の意識が目覚めるのはとても根気がいる作業だからです。

重い腰を上げて動いてくれる筋肉くん、すごく逆上してますます収縮してしまう筋肉さん、なかなか自分の世界から出てきてくれない筋肉ちゃん、などいろんな個性の筋肉がいます。

そんな筋肉たちにラブレターを定期的に送り続けていれば、何かしらの形で必ず返してくれます。

一度で終わらず、何度もアプローチをしていきましょう！

「体幹（中枢）」と「末梢」の やりとりで体の方向性はかわる

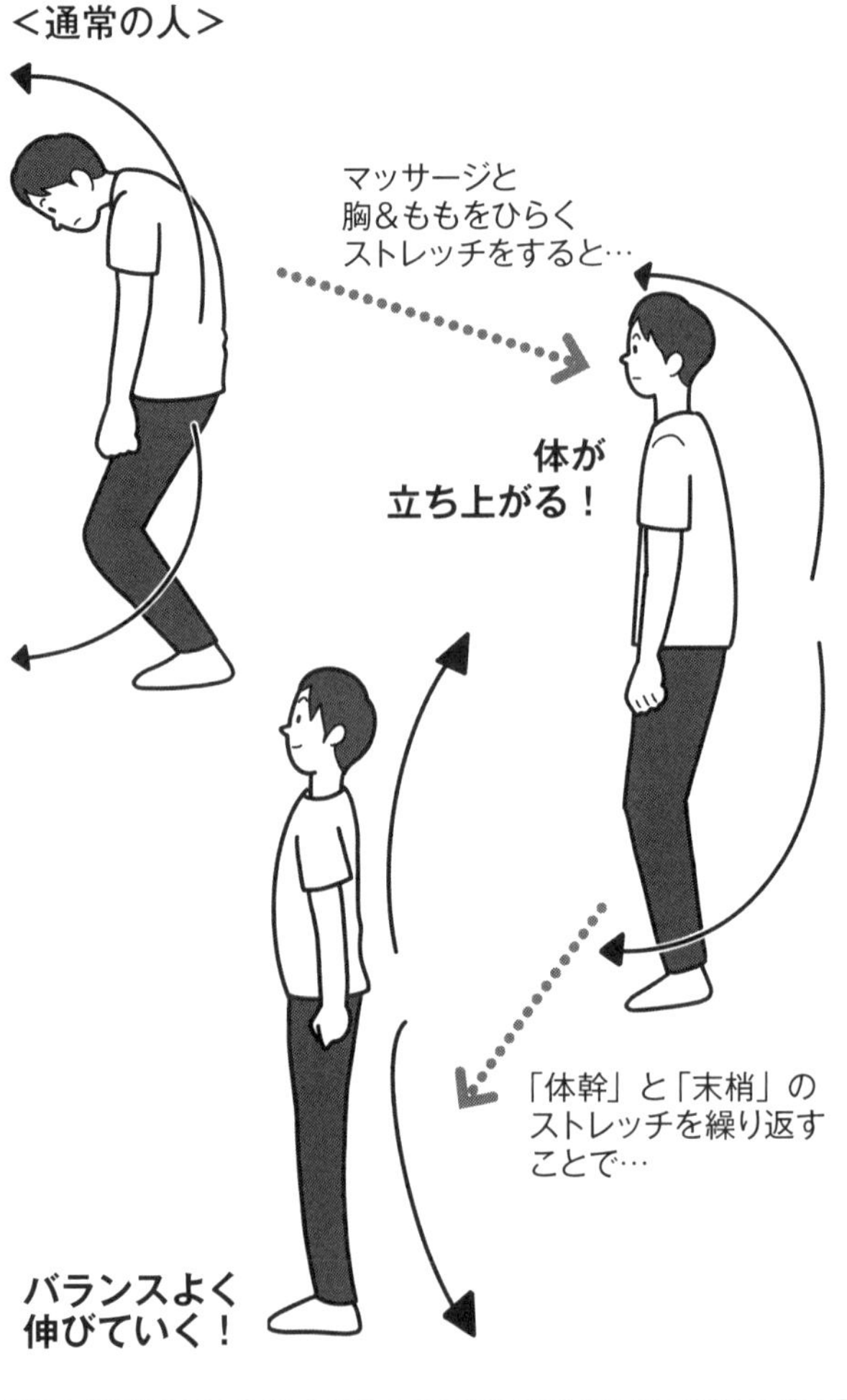

肋骨周辺部、腹部の柔軟性をあげる

まず行っていただきたいのが、体幹部に柔軟性やしなやかさをつけること。

人は年齢を重ねるごとに、首、背中、腰が丸くなって膝が少し曲がってくるのが一般的です。

だからといって、胸を張るだけで姿勢がよくなるわけではありません。

特に体幹部の硬い人は、ただ胸を張るだけでは首の横から胸元の筋肉と首辺りの筋肉（胸鎖乳突筋《きょうさにゅうとつきん》）が引っ張られている感覚があったり、胸骨あたりがへこんでいる状態で、息苦しく、仰向けになると咳が出るということもあります。

じつはお腹の部分が反れてからでないと、体幹部の関節を柔軟に使って、正しく胸を張ることはできません。

ですから、**お腹側から背骨をバランスよく反り上げる**ことが重要になります。

このようにお話しすると、腰は反っても大丈夫なのかと心配する人がいます。

もしも腰をまっすぐにしていたら、仙骨《せんこつ》に大きな負荷が出てきてしまいます。腰背部の筋肉の張力が強くなることによって、寛骨《かんこつ》や仙骨が引っ張り上げられて、腰痛を引き起こすことも多々あります。

また、ハムストリングスが未発達で臀筋《でんきん》や硬い腰の筋肉に吊り上げられた状態（一般的には反り腰と呼ばれていますが、私はひよこお尻と呼んでいます）でも、背骨がむりやり曲げられ腰痛を引き起こすでしょう。

そうではなく、全体的になだらかに反ることで腰椎《ようつい》の筋肉が引き伸ばされて、ハンモックのように遊びがある状態をつくることが重要なのです。

体を動かす要である体幹部の柔軟性を高めていくためにも、一番動いてほしい胸椎周辺の可動域を広げるトレーニングから始めていきます。その部分が大きく変化していくと、腕や首の可動域も変化が現れますし、腰椎、骨盤、足のつけ根から太もも、すね、足にかけて大きく動くようになります。

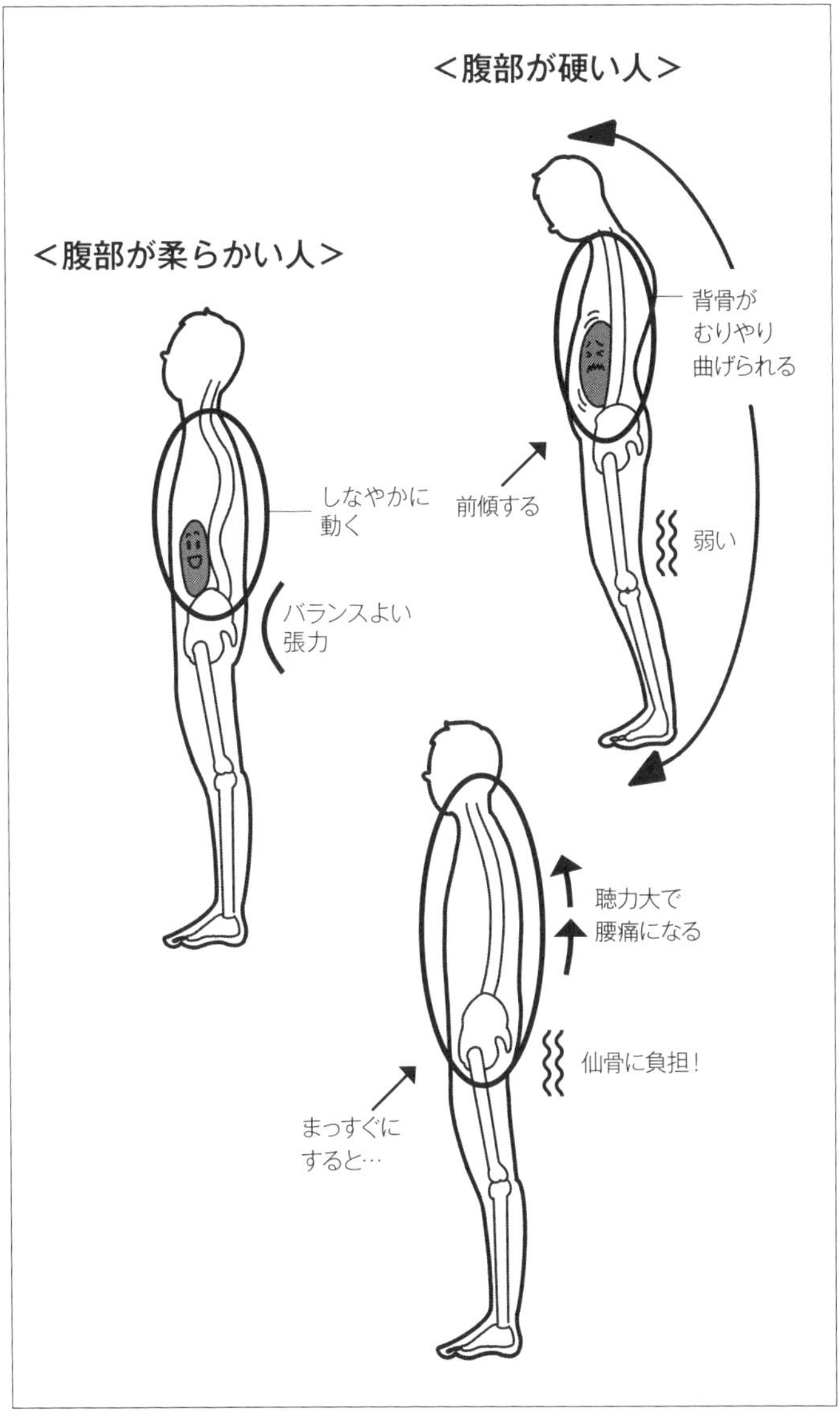
＜腹部が硬い人＞
背骨が
むりやり
曲げられる
前傾する
弱い
＜腹部が柔らかい人＞
しなやかに
動く
バランスよい
張力
聴力大で
腰痛になる
仙骨に負担！
まっすぐに
すると…

体幹部のしなやかさは背骨をS字にする

先日、ジェニファー・ロペスさんがとてもセクシーな服を着て、ハイヒールをはきこなしてお披露目していました。

体は女性らしいラインで、お腹や胸が上がっていて、横からみるとS字を描いているのが想像できると思います。もし、背中が丸かったらハイヒールがつぶれてしまうような歩き方になるでしょう。

よい背骨のS字カーブというのは、不安定な状態であっても、どんな方向にも持ち堪えられて、しなる力があることです。ジャンプしたり、しゃがんだりしても、次の動きができるようにバネのようなはねられる動作の準備ができるのも特徴です。

なので、ポップスターの方々はハイヒールを履きながら歌って踊れるのです。しかし、それは大変な努力の上で行われていると感じます。私たちは、それを参考にしてよいS字のある状態を目指していきましょう！

太ももの裏、膝裏がしっかりと伸びる筋力と柔軟性をつける

肝心要の体幹の動きが理解できたら、それを支える足の部分の理解を深めていきましょう。

多くの人たちが「硬い！」と感じる太ももやお尻の部分は、腰痛の原因になっていることが多いです。まずそこに柔軟性をつけてももの裏に体を支える力や膝裏を伸ばす力を得ましょう。すると体幹を支えたり、どんな状態でもバランスが取りやすい体がつくられます。

足裏の自由度も、ももの裏や膝裏がしなやかに強くなればなるほど高まります。逆に足裏が硬いと太ももや膝裏が伸び上がらないということも起こります。この部分は相互関係がすぐに出てくる部分です。

理想的なのは、**立った状態で膝が曲がっておらず、かかとを含めた足裏全体で床を**

しっかりと押せることです。

立っている時に、背中と腰が丸くなって膝が曲がっている人たちは、かかとが床に十分についていない方が多いです。どちらかというと、指先や指のつけ根部分で床を押している割合のほうが大きいです。これは太ももの裏、膝の裏をしっかりと伸ばす筋力と柔軟性が弱いからです。

そして足が痛いという人は、股関節、膝、足首などの関節が痛いだけでなく、膝のお皿が見えず、大きな肉まんのようになっていたり、足首の外くるぶし、うちくるぶしがあるかないかわからなかったり、足の指がソーセージのようにパンパンになっていることもあります。やせ型の人ほど、足のむくみに気づかない場合が多いです。

もし、あなたがそうであったとしても挽回の余地はあります。

固まった体幹が動き出し、太ももや膝裏に力がつくと、太ももとお尻のつけ根がはっきりと分かれてきます。そして膝もしっかりと押せて、アキレス腱もきれいにまっすぐ浮き出た状態になります。また、足裏やすねにしなやかさが出て、どんなバランスにも対応できる足になります。

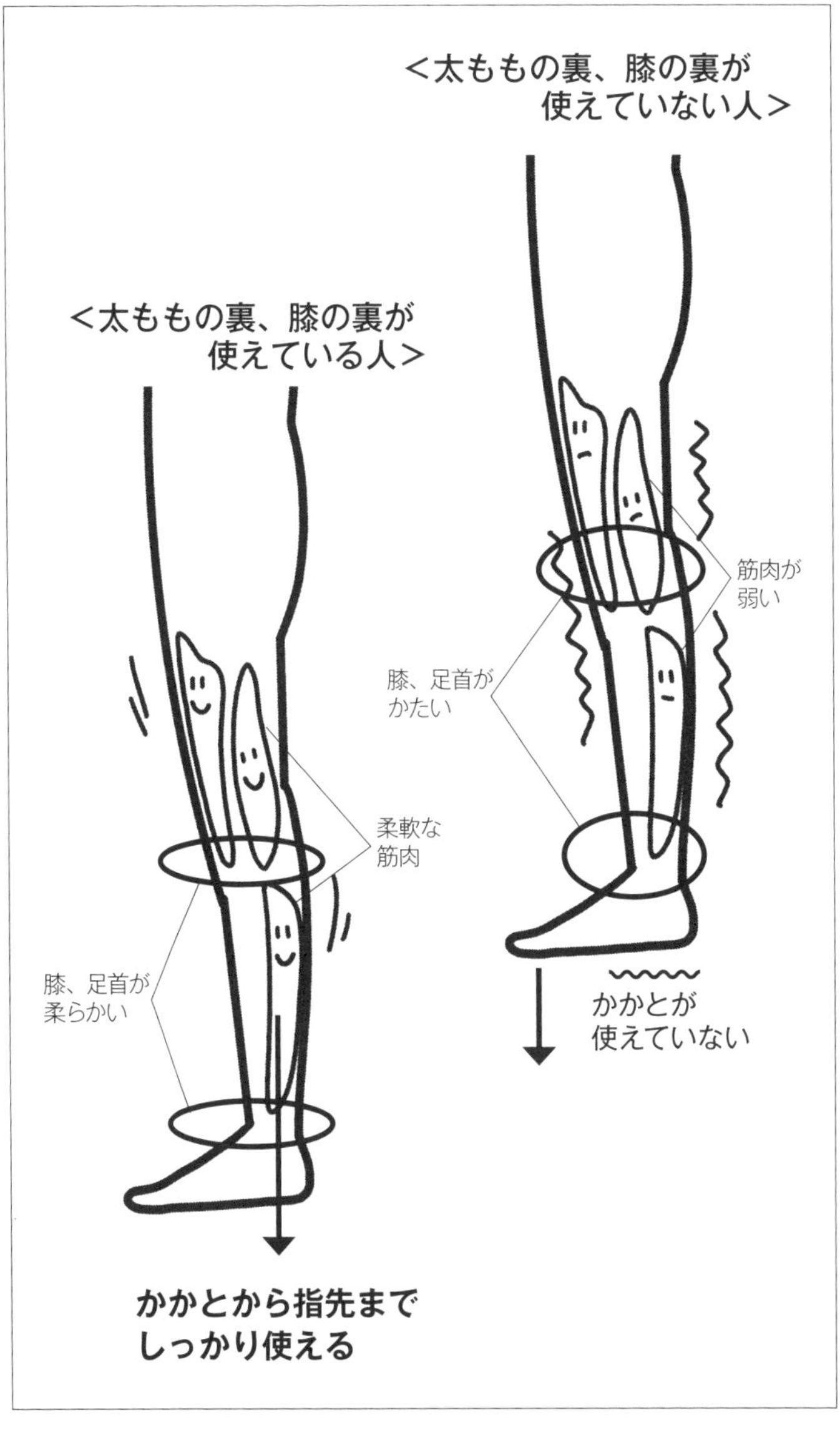

＜太ももの裏、膝の裏が使えている人＞
柔軟な筋肉
膝、足首が柔らかい
かかとから指先までしっかり使える
＜太ももの裏、膝の裏が使えていない人＞
筋肉が弱い
膝、足首がかたい
かかとが使えていない

より柔軟な肋骨周辺部をつくる

多くの人の体を見ていると、首、肩、腕などの痛みを訴えている方々は、鎖骨、肩甲骨、肩、首、肋骨周辺の部分すべてが硬いです。

この部分を動くようにするのと、末梢の関節を使ってつながりをつくっていくことがとても大切です。

肋骨周辺部が動く動作をしてくれないと、胸椎《きょうつい》（胸まわりの背骨）は全く動きません。

そうすると、首まわり、肩まわりまで固まってしまい、痛みがでてきます。胸と腕、首はつながっているのです。

私のスタジオに来てくださっている方は美容師さん、衣装を制作する方など腕や手がこりやすい人が多いですが、体がいつまでもしなやかに使えるように頑張っていらっしゃいます。

手や腕の使い方と、体幹の使い方を一致させることはとても重要です。

ストレッチ①
関節可動域が広がる！
背骨、肋骨周辺

肋骨周辺部の運動、肋骨の全面、側面、後面などをあらゆる方向に動かして背骨の動きを促すことを目的としています。肋骨、胸椎を中心に動かすことで、肩まわり、腰まわりの筋肉にいい意味のゆるみができます。この部分を一番最初に動かすと、ほかの部位にも連動して可動域が増します。楽しんで行ってみてください。

ストレッチ① 背骨、肋骨周辺

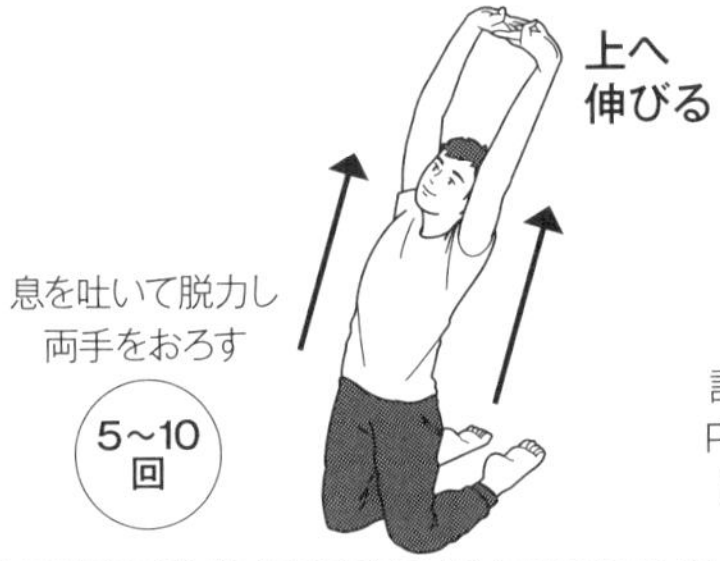

Part 1

詳しい動きは
P 102 を参照
してください

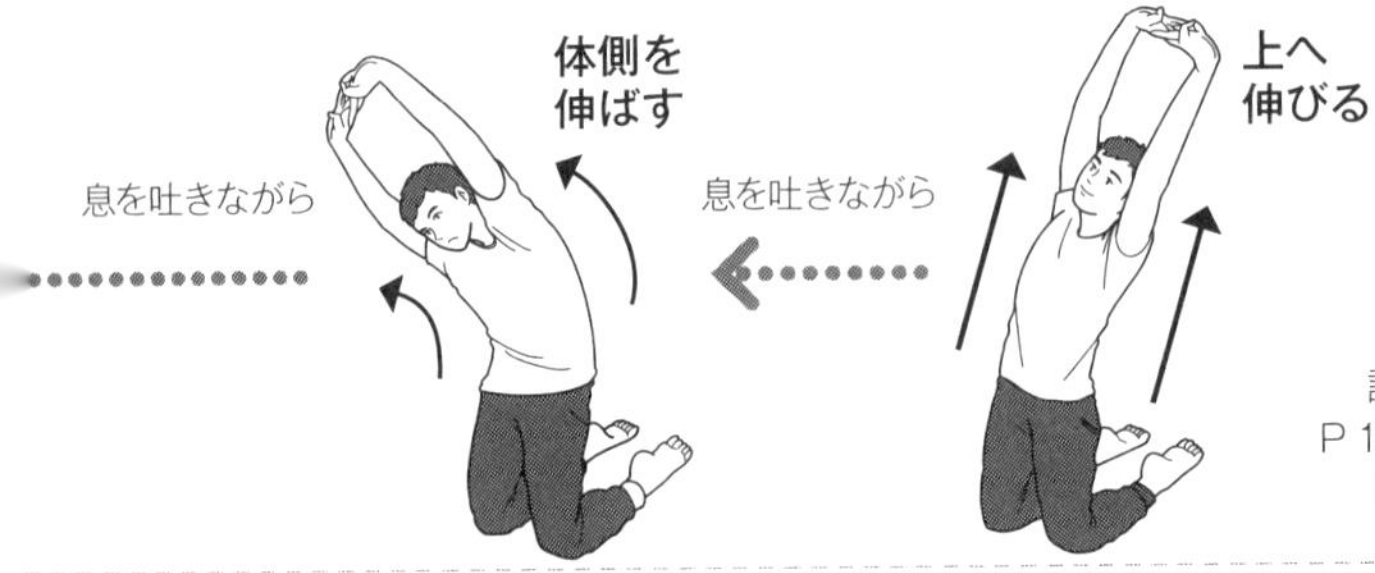

Part 2

詳しい動きは
P 102、103 を参照
してください

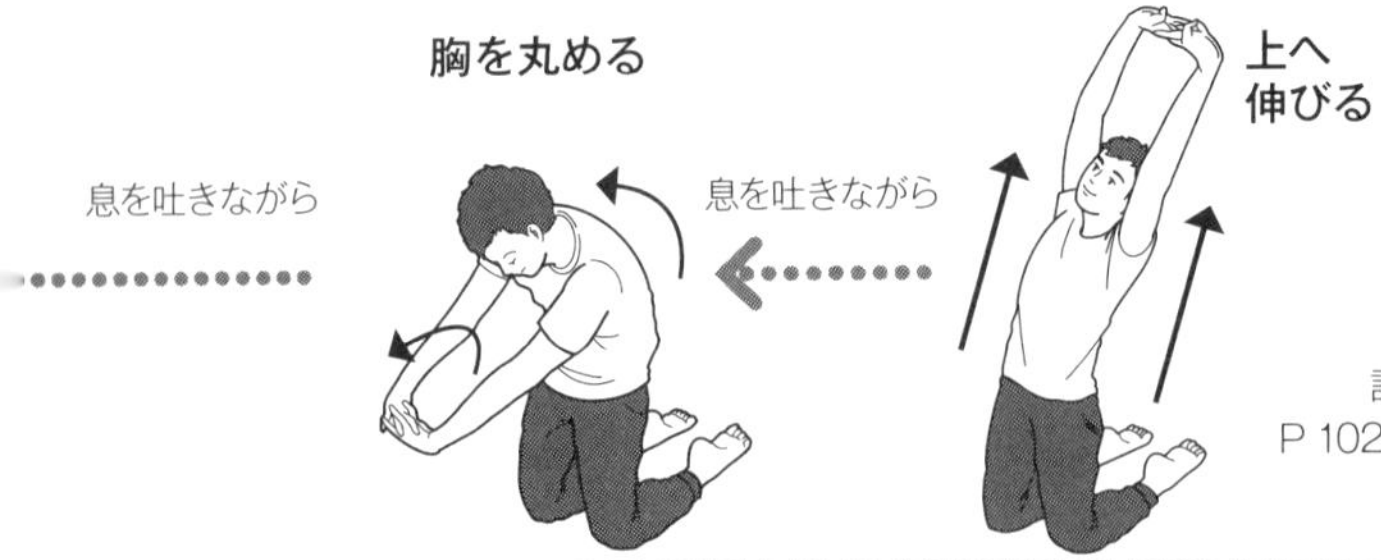

Part 3

詳しい動きは
P 102、104、105 を参照
してください

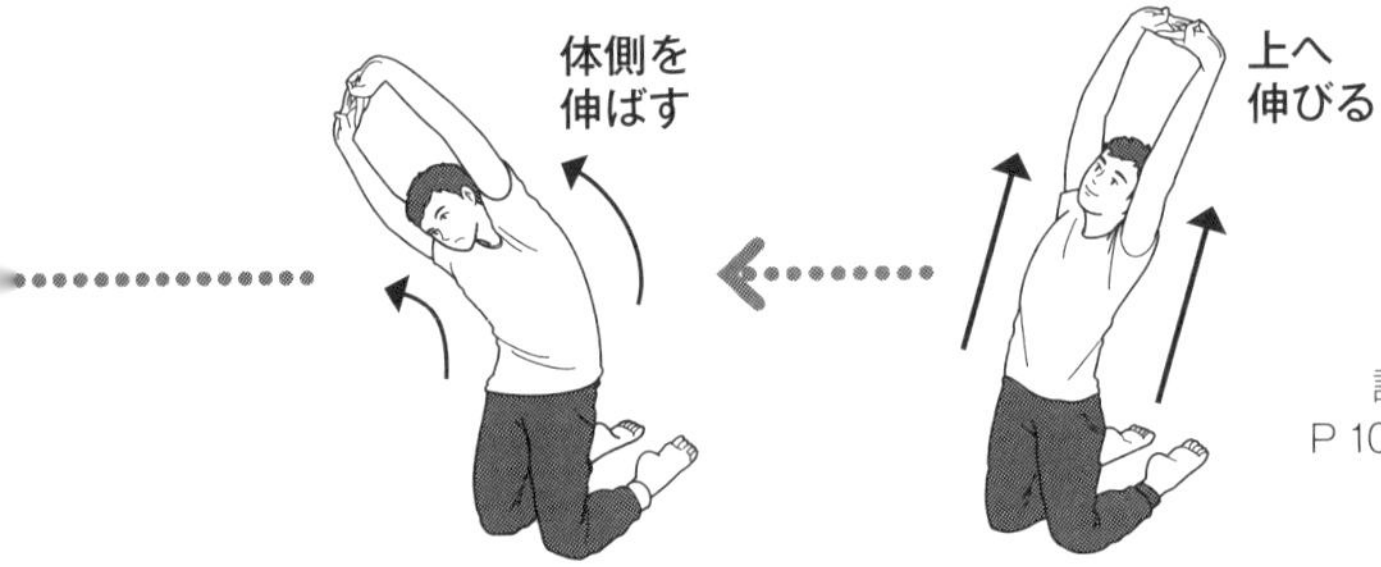

Part 4

詳しい動きは
P 102 ～ 105 を参照
してください

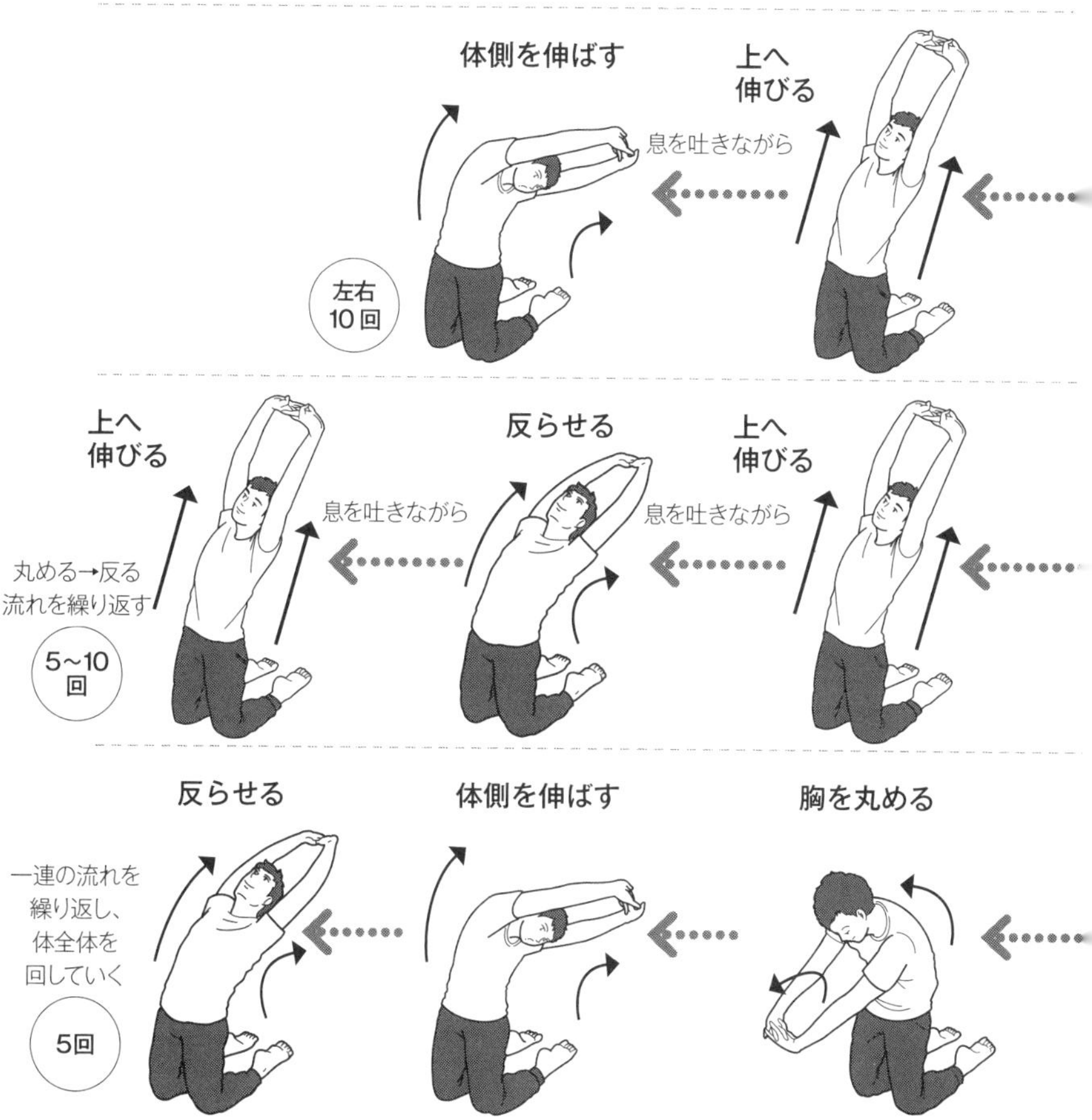
上へ
伸びる
息を吐きながら
体側を伸ばす
左右
10回
上へ
伸びる
息を吐きながら
反らせる
息を吐きながら
上へ
伸びる
丸める→反る
流れを繰り返す
5～10
回
胸を丸める
体側を伸ばす
反らせる
一連の流れを
繰り返し、
体全体を
回していく
5回

Part 5

基本姿勢

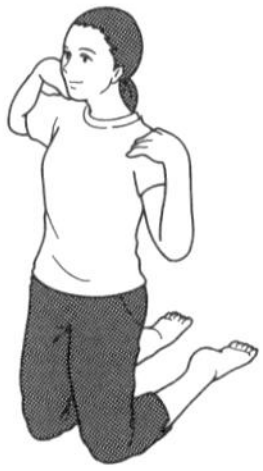

息を吐きながら

ひじを前に

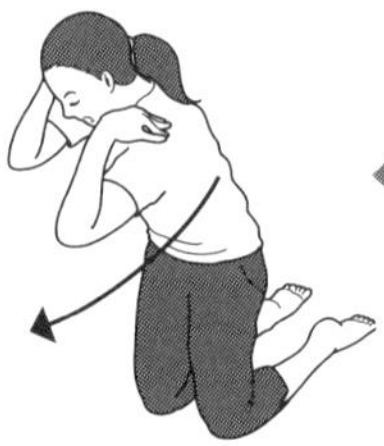

息を吸いながら

詳しい動きは
P 106 ～ 108 を参照
してください

Part 6

基本姿勢

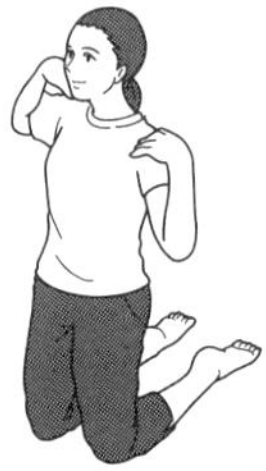

腕を後ろ回し

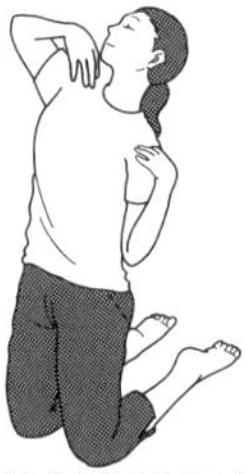

詳しい動きは
P 106、109、110 を参照
してください

Part 7

基本姿勢

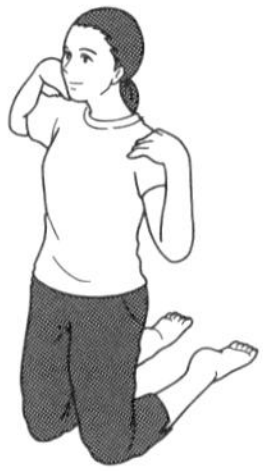

腕を前まわし

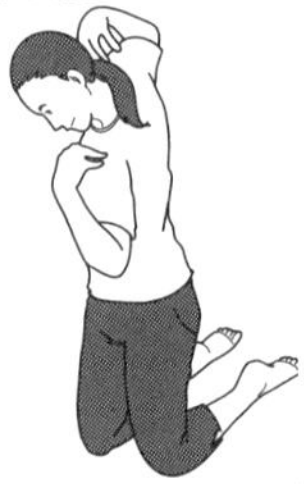

詳しい動きは
P 106、111、112 を参照
してください

Part 8

片手を前に

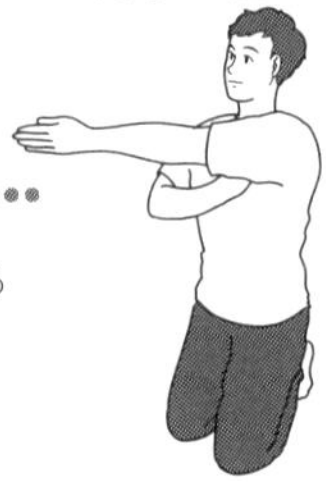

息を吸いながら

ひねる

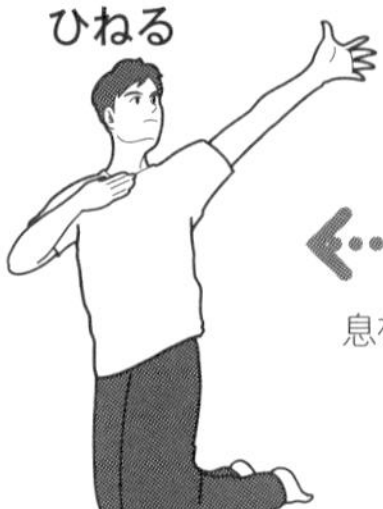

詳しい動きは
P 113、114 を参照
してください

ひじを回し上げる

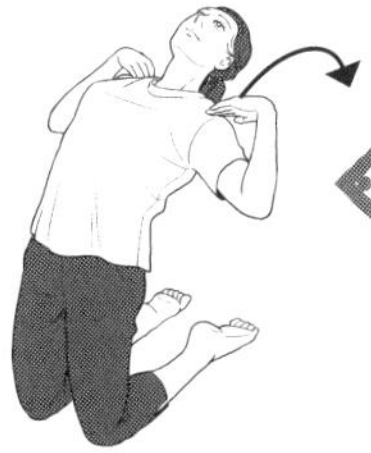

息を吐きながら

ひじを前に

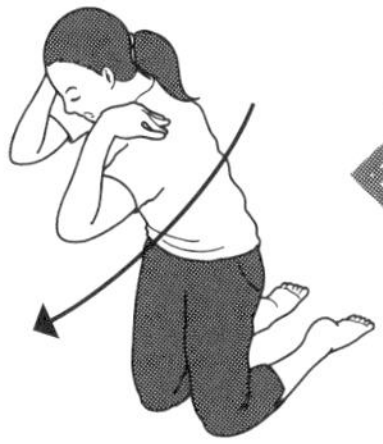

ひじを前から上へ
回し上げる流れを
繰り返す

5～10回

反対の手を回す

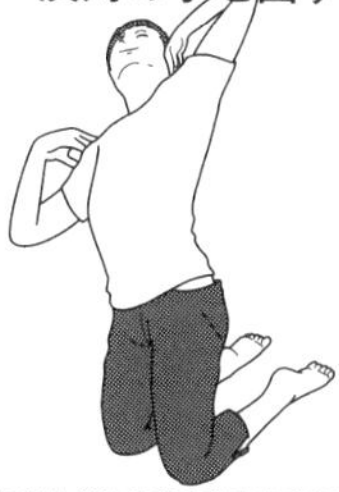

背泳ぎのように
リズムよく
左右行う

10～20回

反対の手を回す

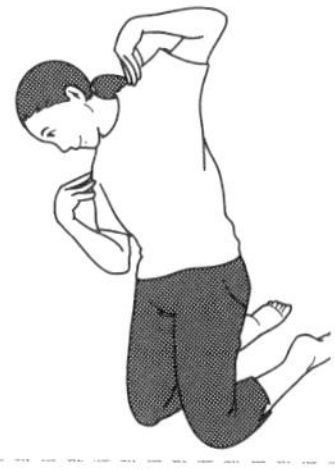

クロールのように
リズムよく
左右行う

10～20回

反対の手を前に

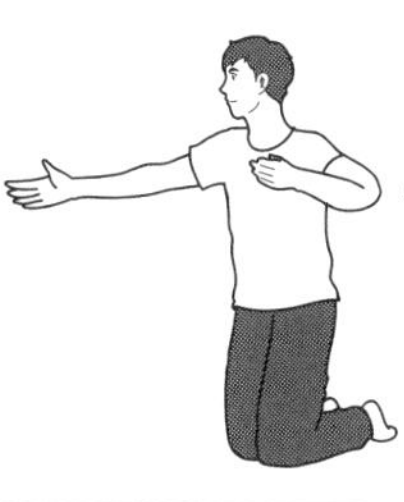

息を吸いながら

ひねる

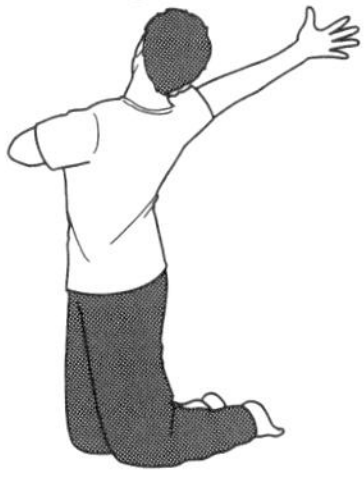

左右交互に
行う

10～20回

上へ伸びる

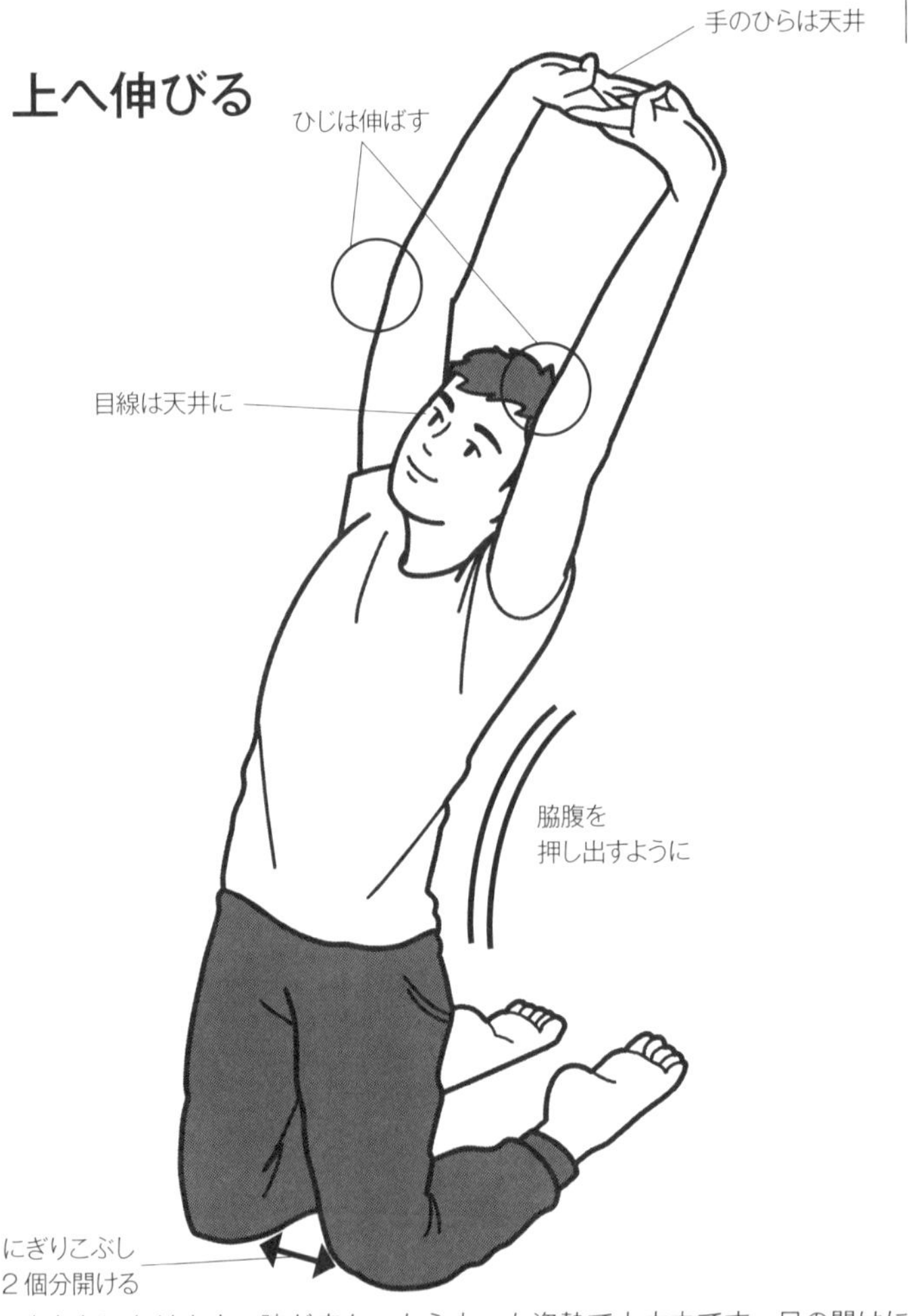

膝立ちになります。膝が痛かったら立った姿勢で大丈夫です。足の間はにぎりこぶし２つ分ほど開けましょう。両手を組んで手の腹を天井に向けてひじを伸ばします。この時脇腹も押し出しながら腕を伸ばしていきましょう。おへそをしっかりと上げて、首が二重あごにならないように気をつけます。息を吸いながら行います。体を上に伸ばした後は Part1 では手をおろします。Part2~4 ではこれがスタートポジションになるので、下げずに次の動きに進みましょう。

体側を伸ばす

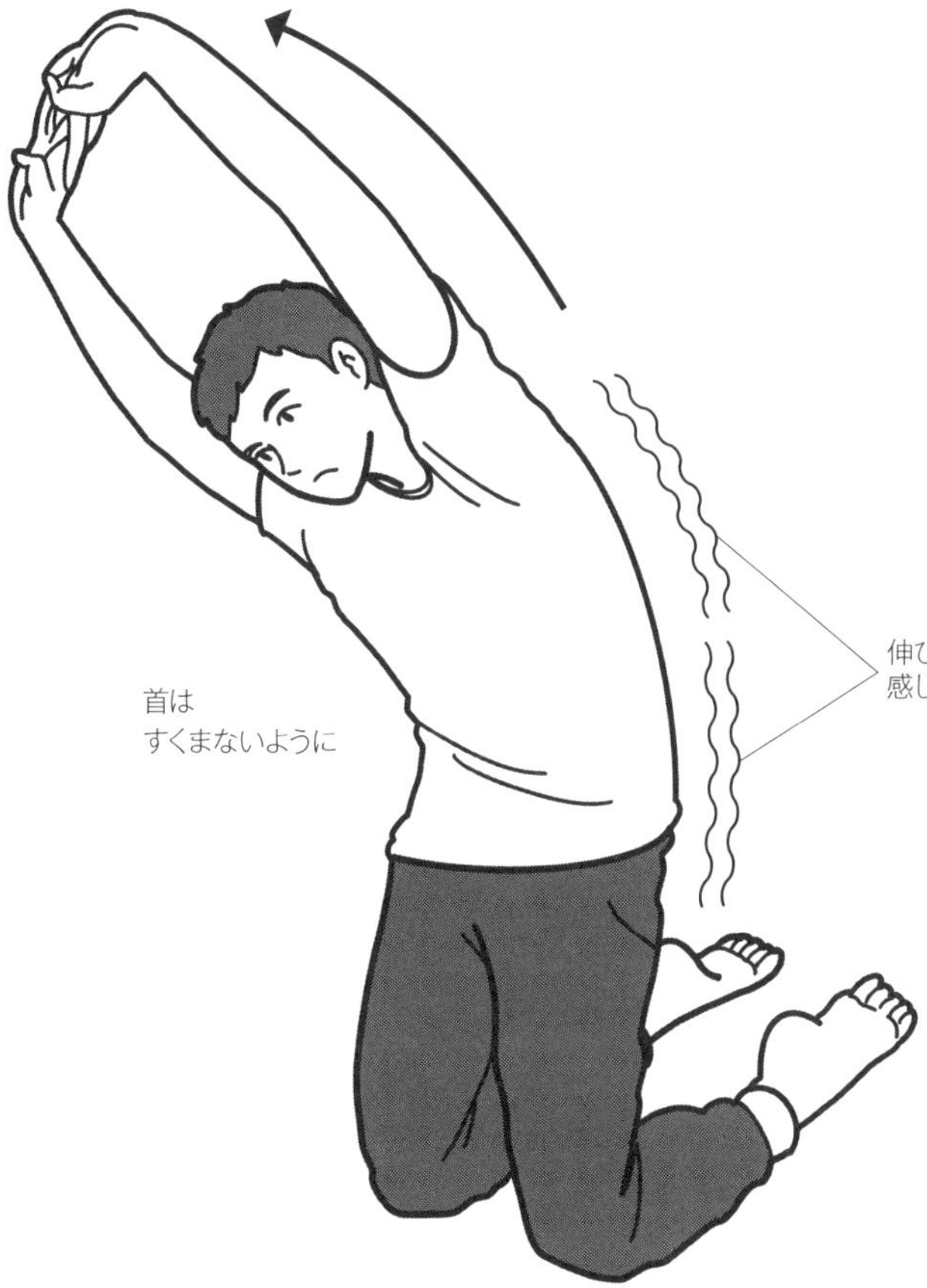

息を吐きながら大きく体を右へ倒します（腰は左側へ倒します）。両ひじを大きく伸ばして両手を押し出します。首もすくまずに伸ばしていきましょう。肋骨の横から脇、腰の横辺りが伸びているのを感じると思います。もうこれ以上伸びない！というところで息を吸います。

前面を伸ばす

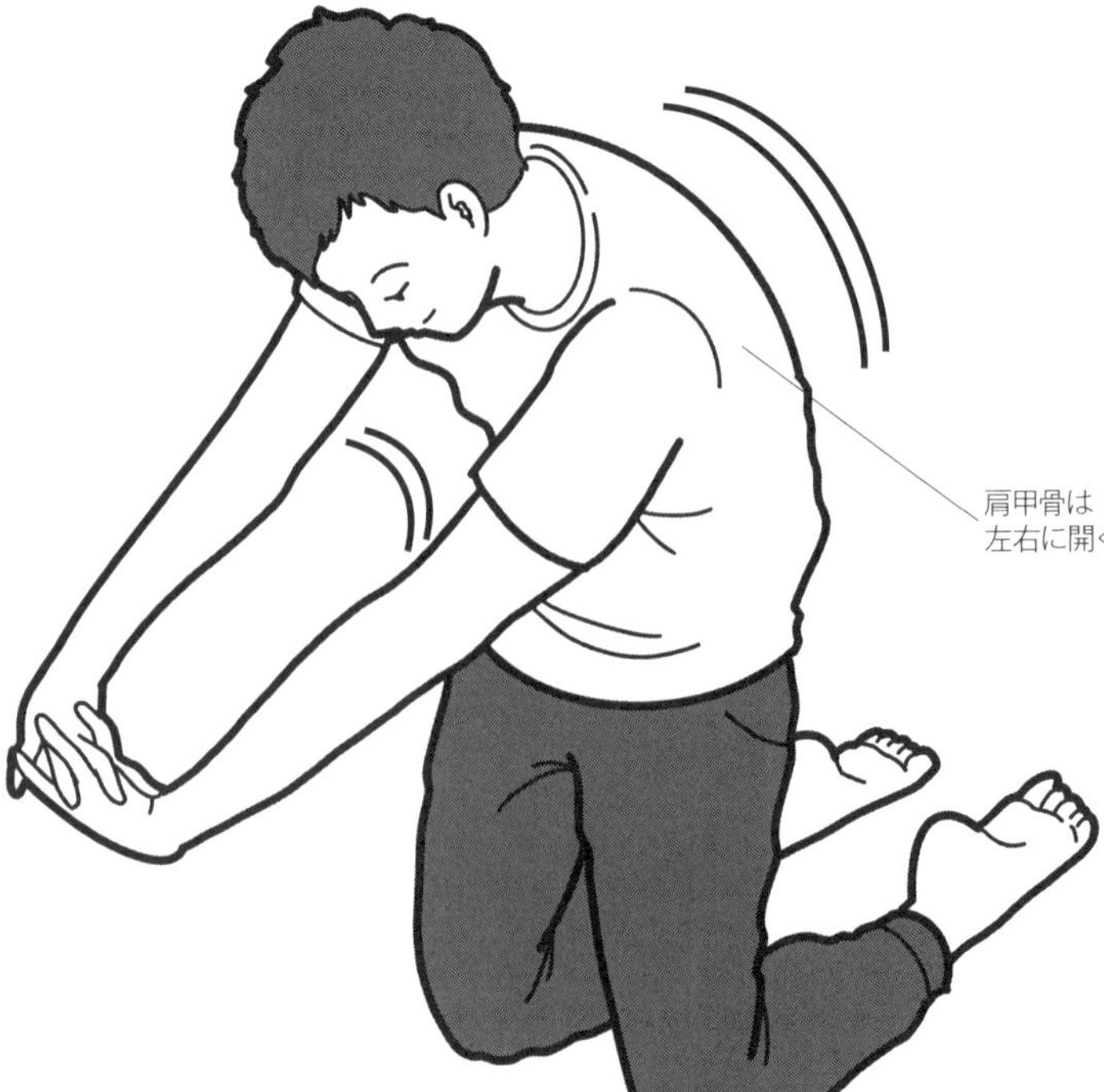

息を吐きながら背中、胸の前を丸めて両手を前に押し出します。肩甲骨を左右に押し開くようにしましょう。

胸骨を開く

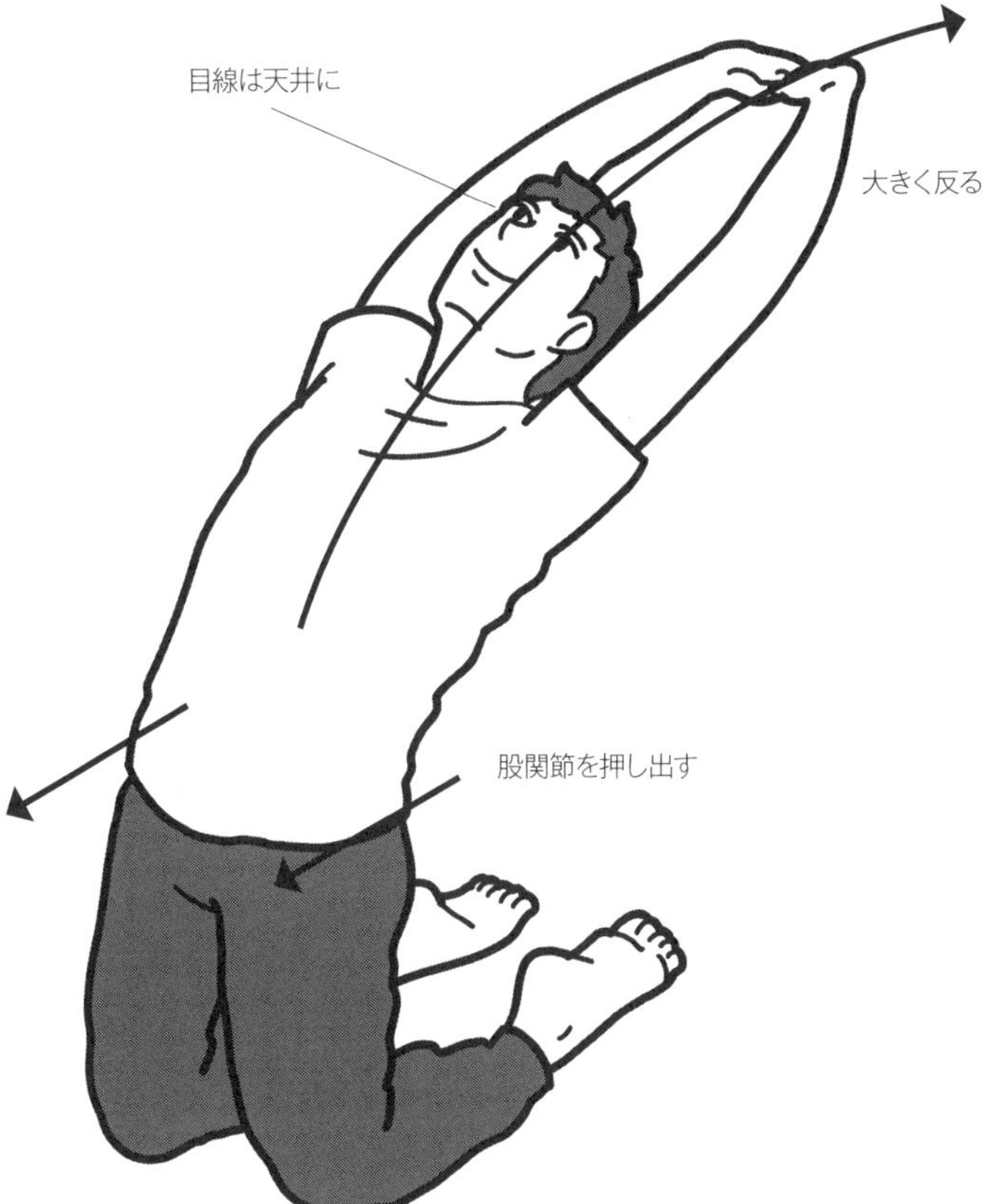

股関節を前方に出して、肋骨、腹部を大きく反り上げます。目線は天井を見るようにしましょう。さらに息を大きく吸います。

両手を肩に

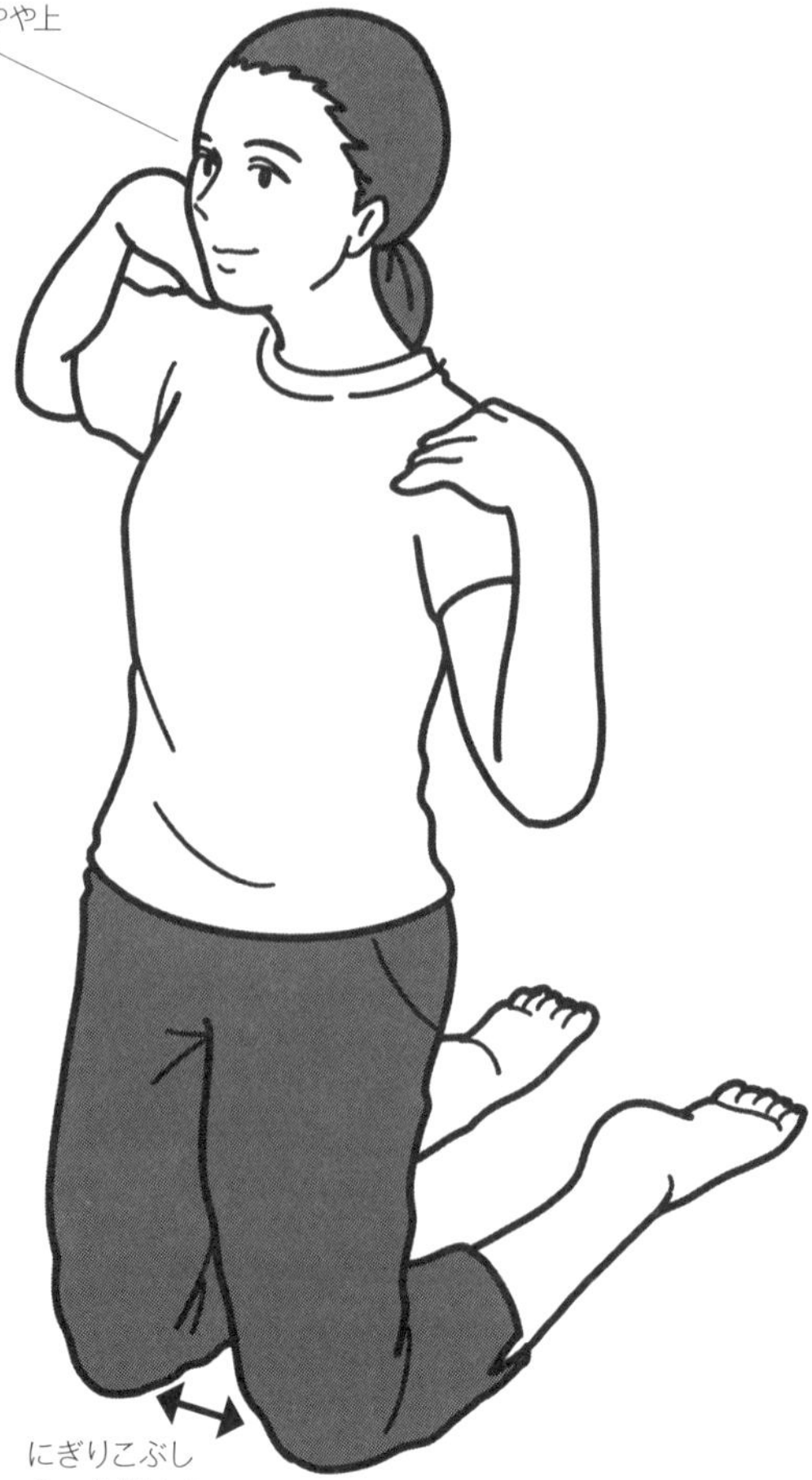

P106 ~ 108 で一連の動きになります。膝立ちになります。足の間はにぎりこぶし2つ分の幅を開いていきます。両手の指で肩の骨を引っ掛けて体の外側へ肩の骨を引き出していきます。目線はやや上側です。

ひじを前に出す

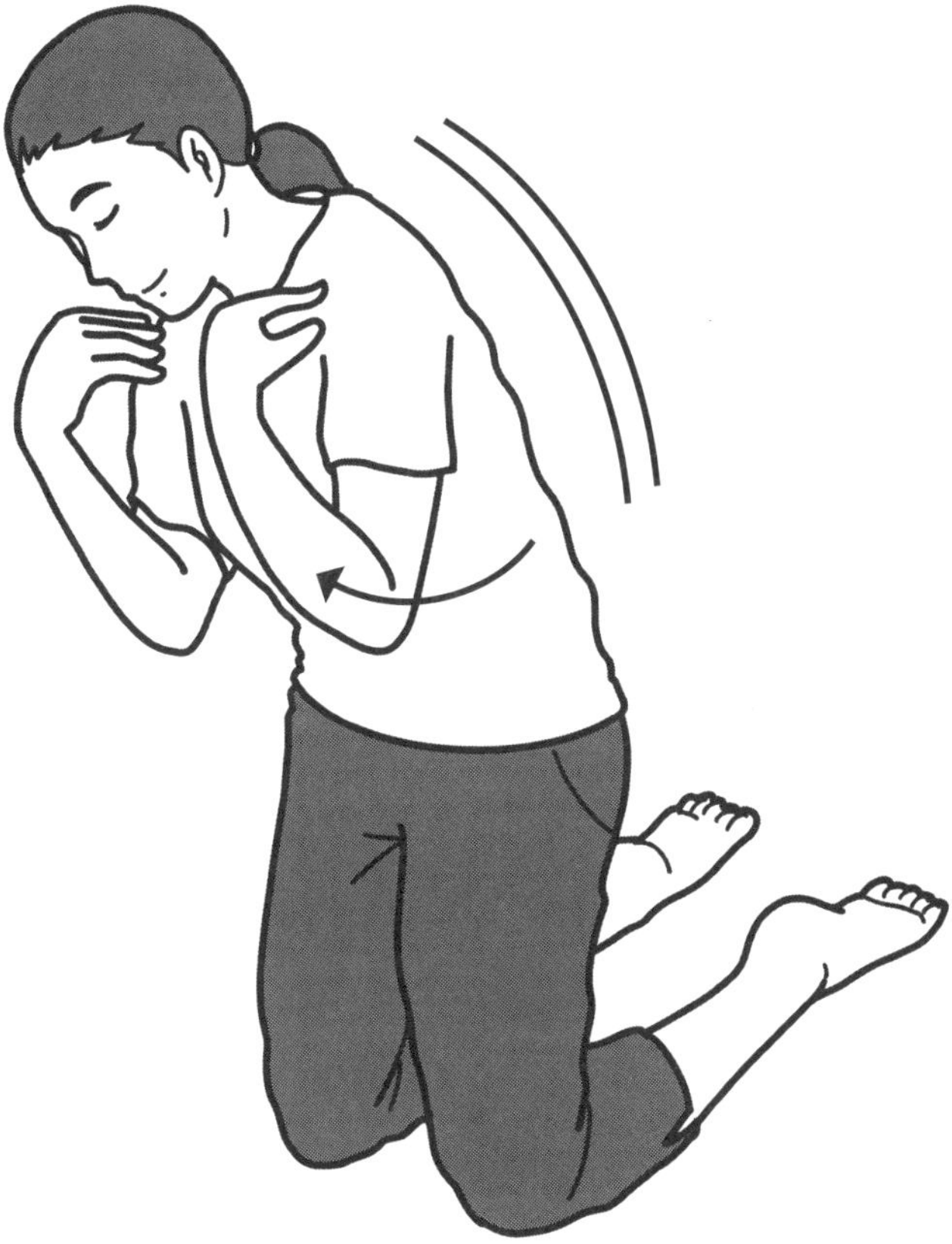

胸と背中を丸くしてひじを下から回していきます。息を吐きます。

ひじを後ろへ

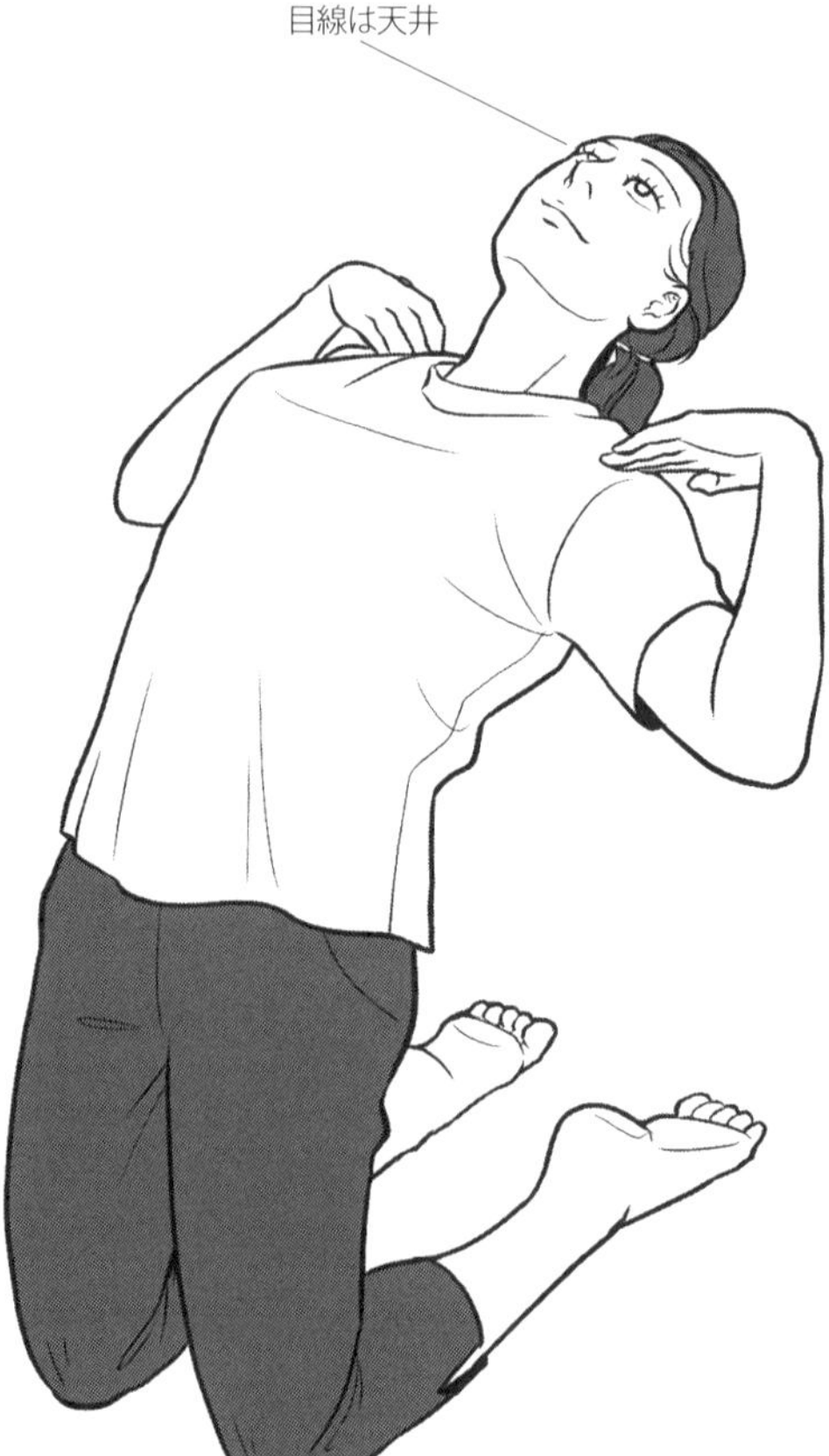

大きく背中とお腹を反りながら上を見ていきます。両手で肩の端をしっかりと引きながら鎖骨も大きく外側へ引き出していく感じで胸の前をめくり上げていきます。息を吸います。

背泳ぎ

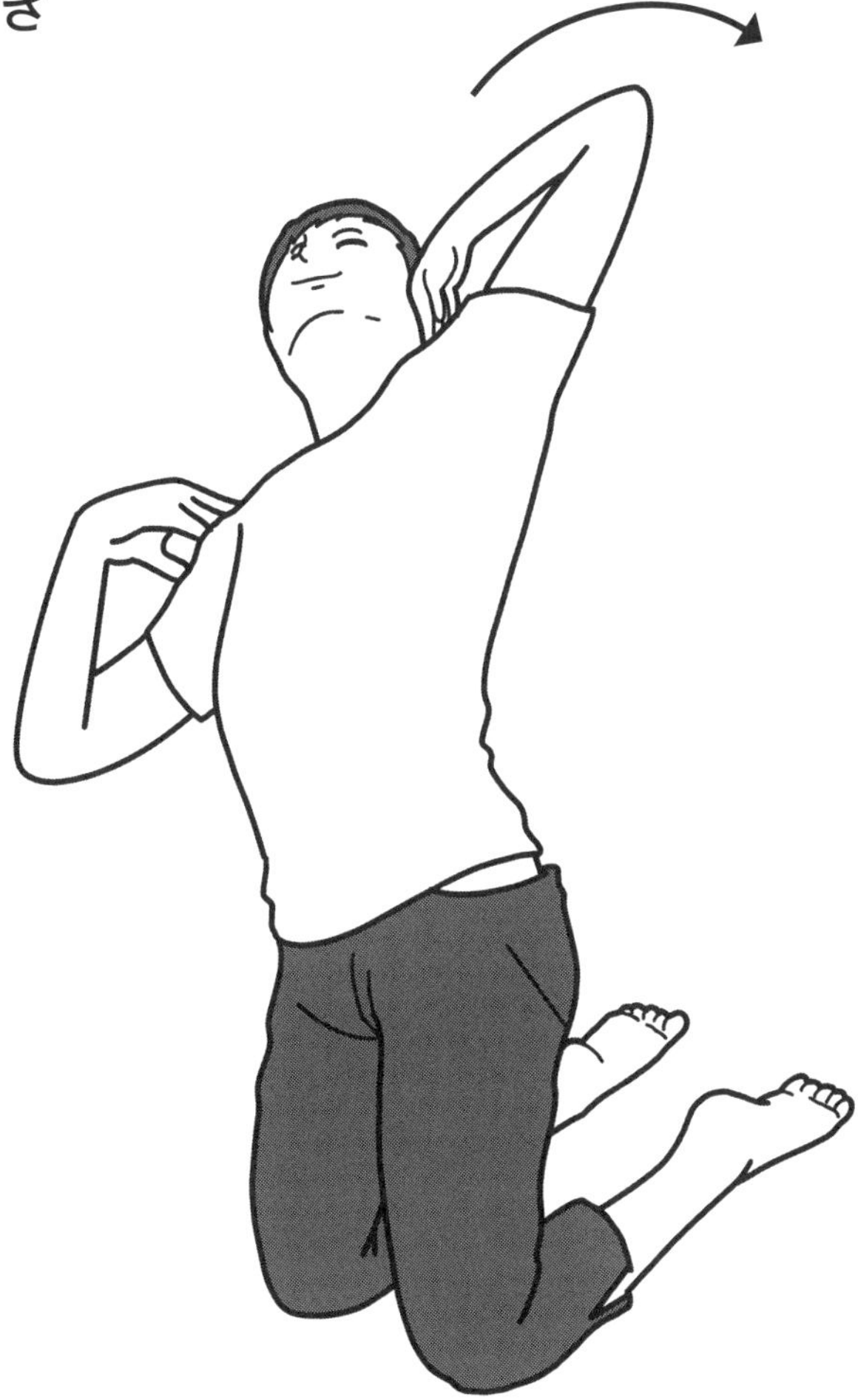

P109 ~ 110 で一連の動きになります。右側のひじから背泳のように後ろに大きく回していきます。目線はひじより先を見ます。
肋骨も大きく開くように回していきましょう。息を軽く吸います。ひじを下に下ろしたときに息を軽く吐きます。

背泳ぎ

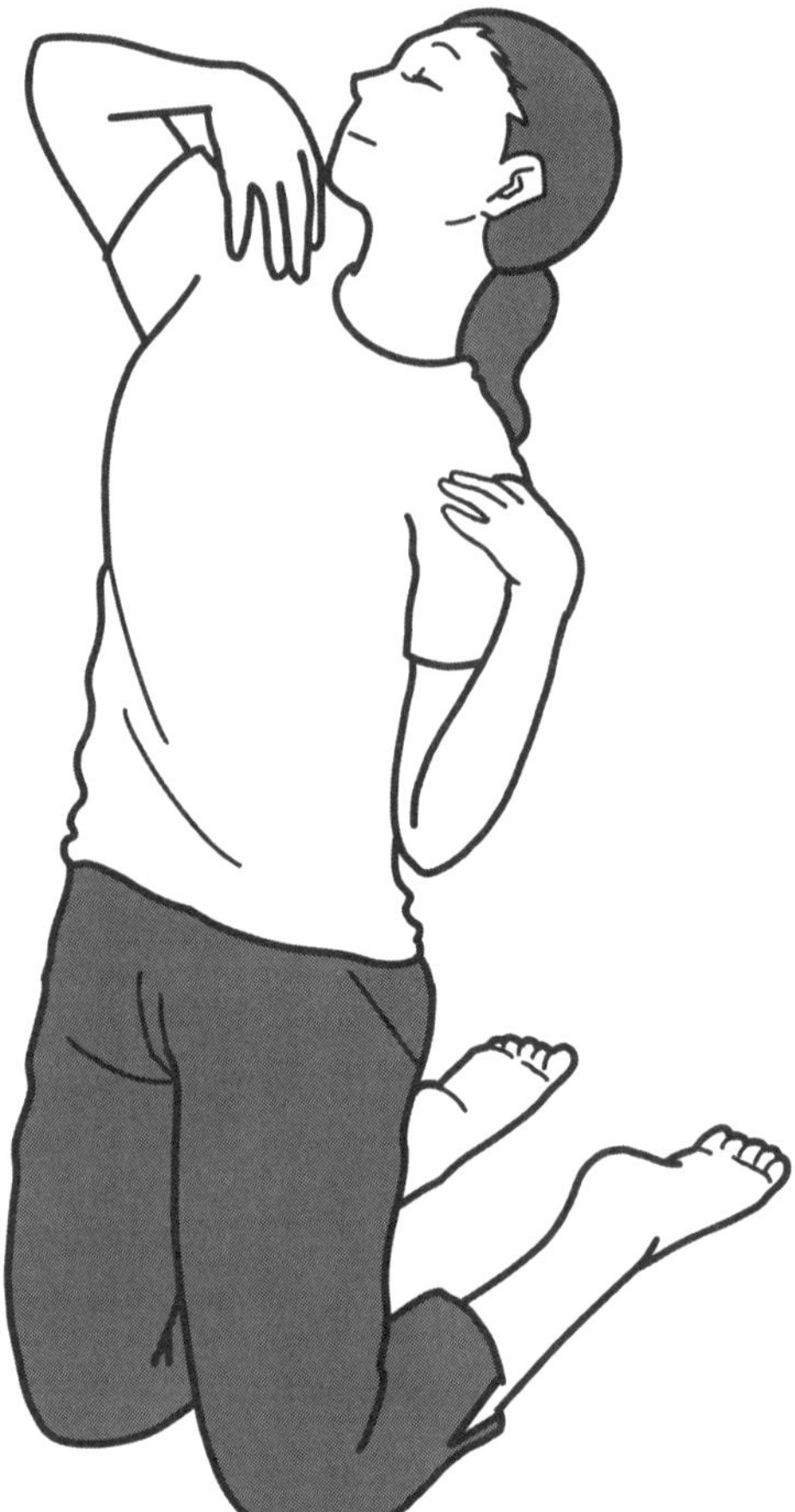

左のひじをP109と同じように回していきます。同じようにひじより先を見ていきます。
慣れてきたらテンポよく行いましょう。

クロール

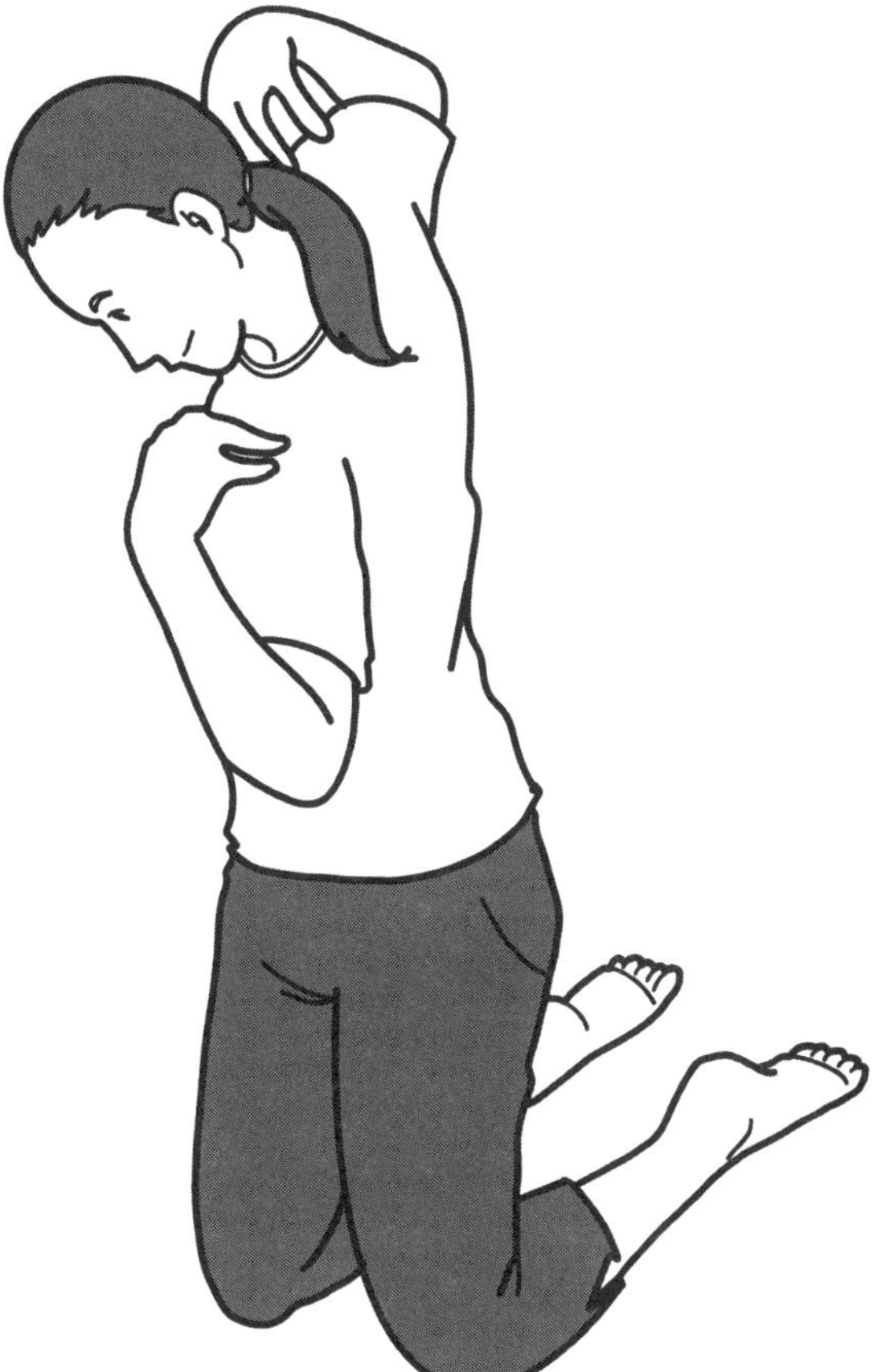

P111 ～ 112 で一連の動きになります。背中とお腹を少し丸くして、右ひじからクロールのように回していきます。ひじが上がった時は少し息を吸います。ひじを回し終える時に息を軽く吐きます。目線は斜め下を見続けます。
背中の後ろの肋骨や肩甲骨が動くのを感じていきましょう。

クロール

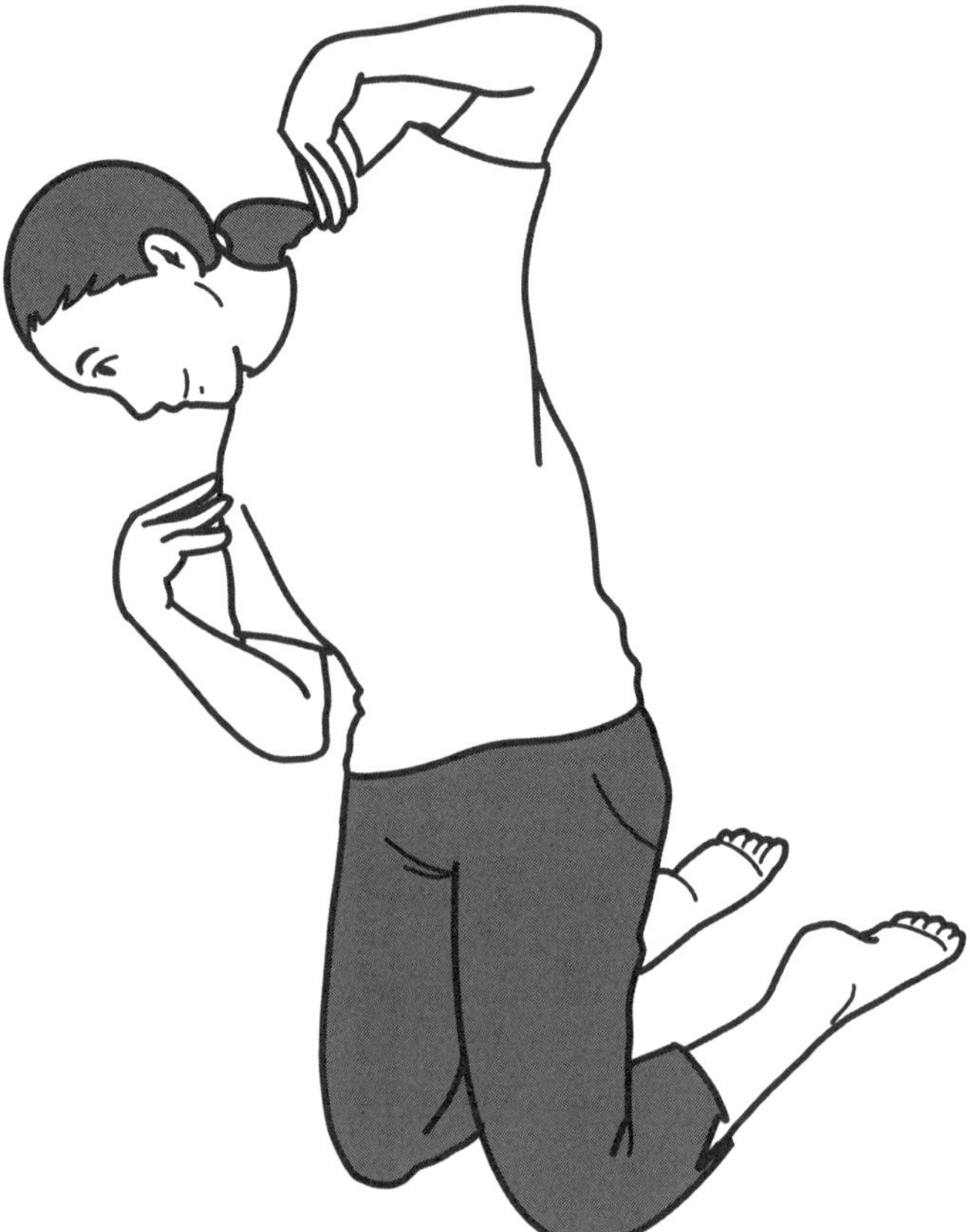

反対側のひじもP111と同じように行います。動きに慣れてきたら左右テンポよく行います。

腕を伸ばす

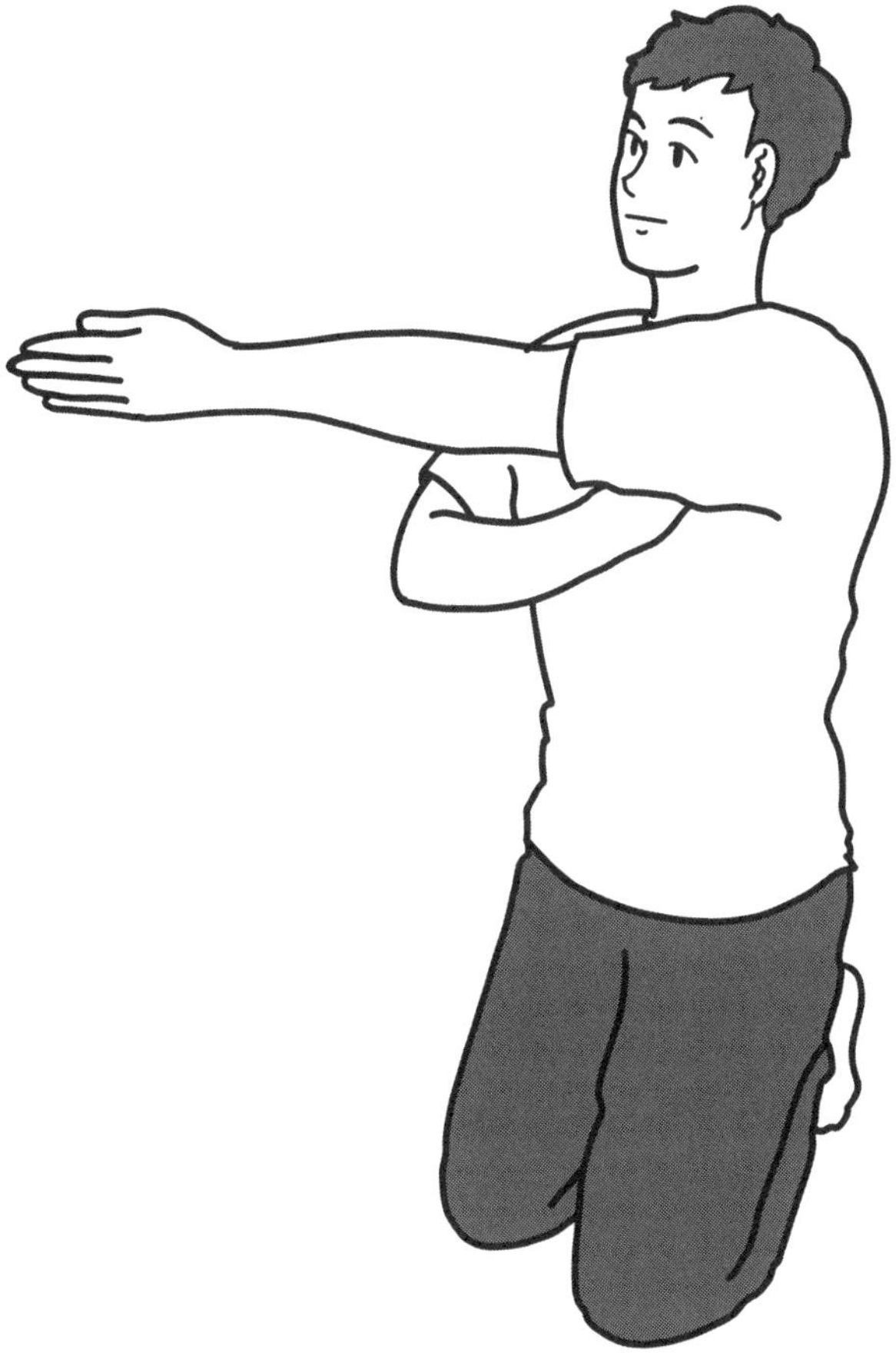

膝立ちで片手を胸の前、片手を前に出していきます。胸を張ります。前に出した手の親指は天井側です。この手を押し出すように前に伸ばします。

腕を後ろへひねる

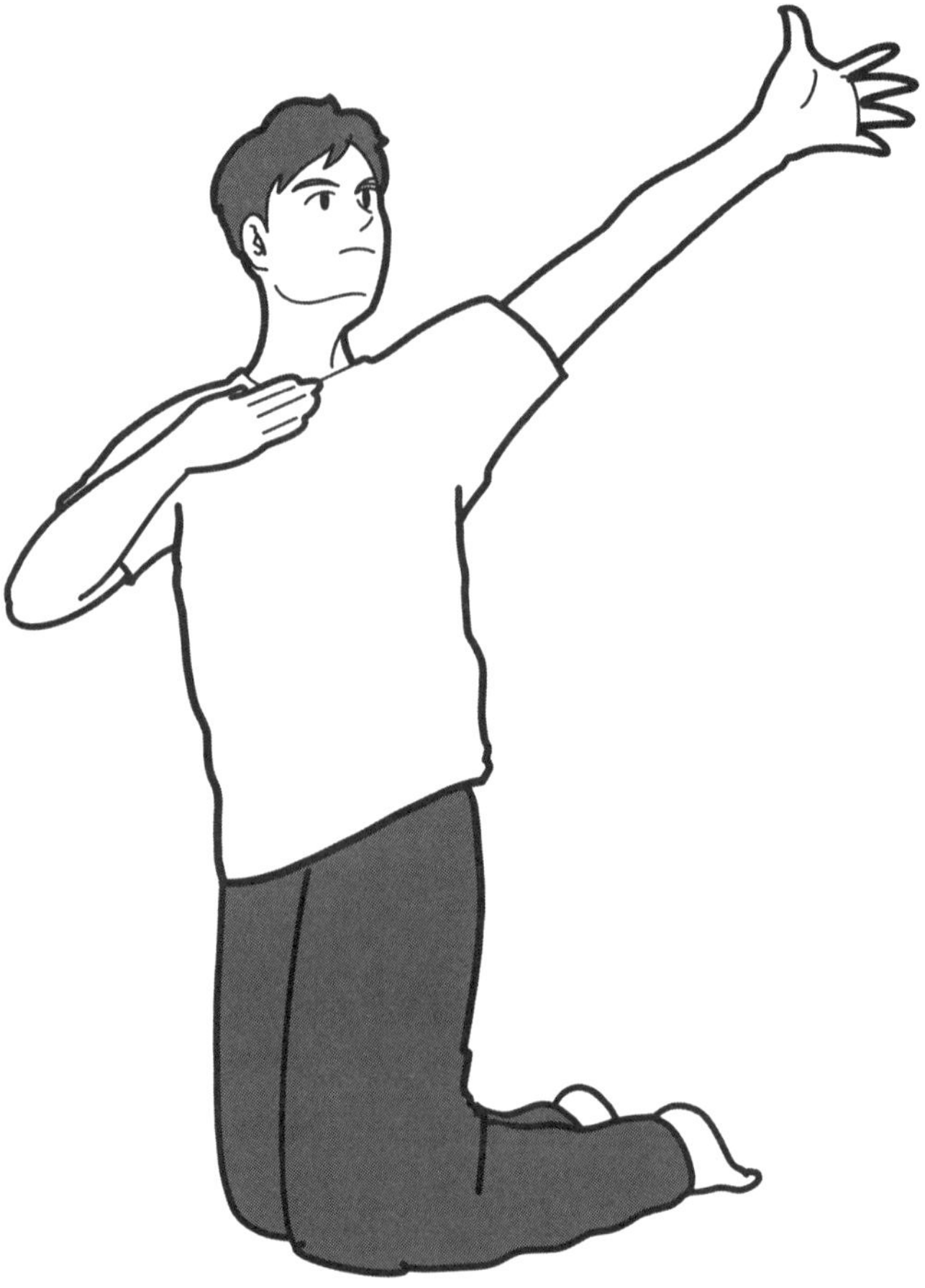

息を吸いながら手の甲から大きく後ろへ体を捻ります。手の先を見てひじをしっかりと伸ばして、脇、肋骨も伸びているのを感じます。動きに慣れてきたら、肋骨の下の部分が引き上がっているか確認しながら行いましょう。

ストレッチ②
関節可動域が広がる！

太もも、腹部全面、股関節全面

　肋骨の下のあたり、腹部、背部後面、そけい部、腰まわりを動かしていく。丹田から太ももにかけて引き伸ばす運動。大きな呼吸とともに行うと、腹部が柔らかくなり、肋骨や腰まわりのこわばりがほどけていきます。太ももの前とそけい部、腹部がつながっているのが感じられる運動です。

ストレッチ② 太もも、腹部全面、股関節全面

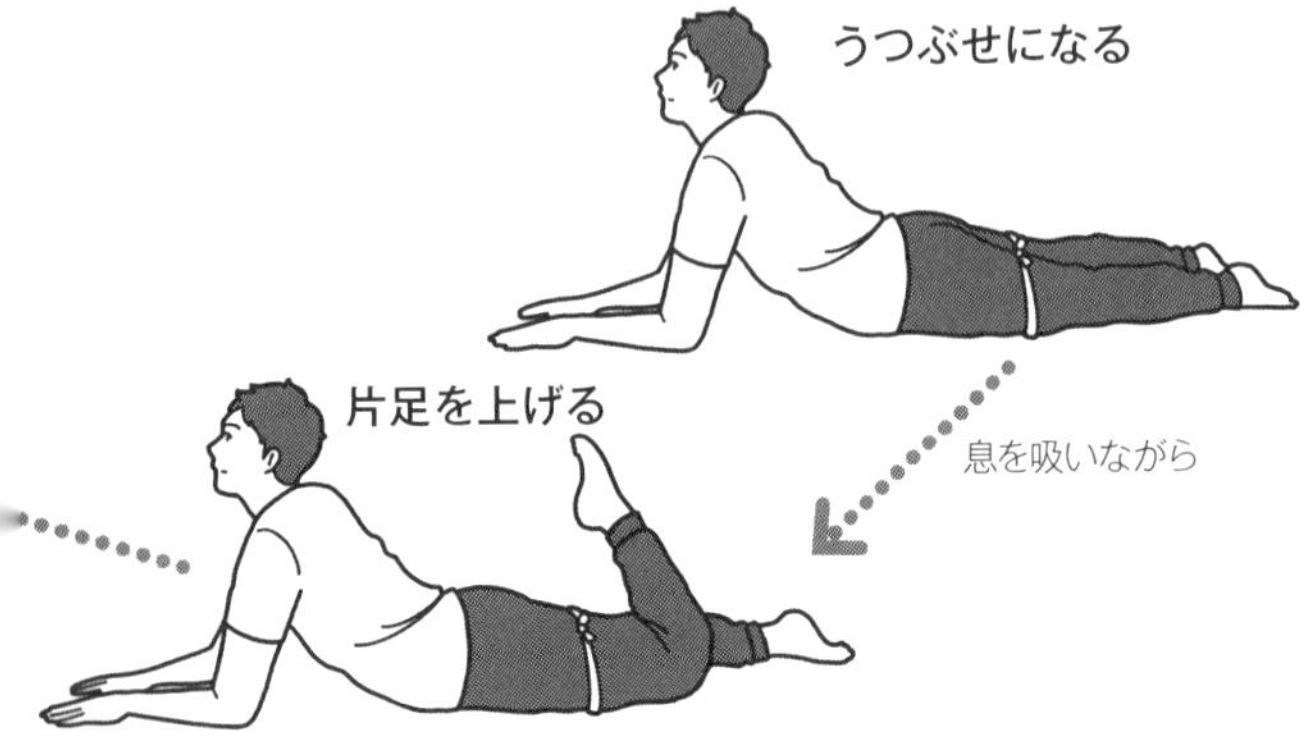

Part 1

詳しい動きは
P 118、119 を参照
してください

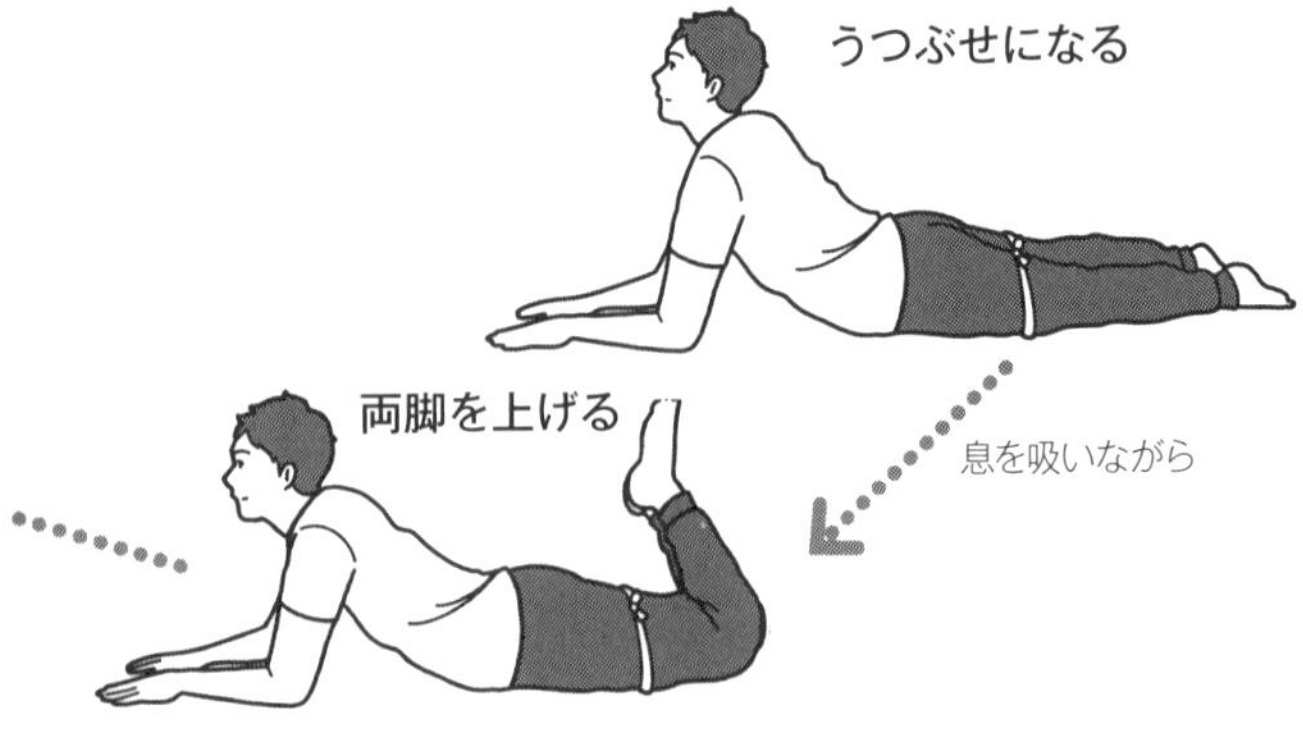

Part 2

詳しい動きは
P 118、120 を参照
してください

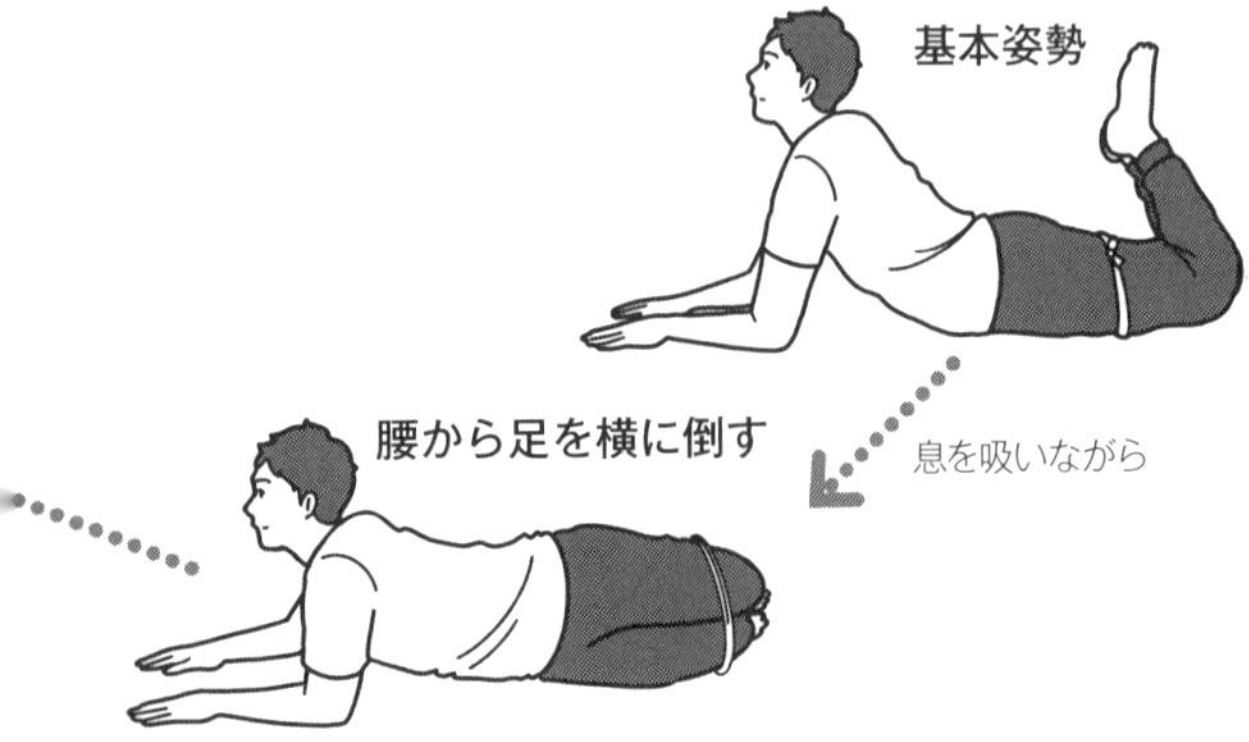

Part 3

詳しい動きは
P 120 ~ 123 を参照
してください

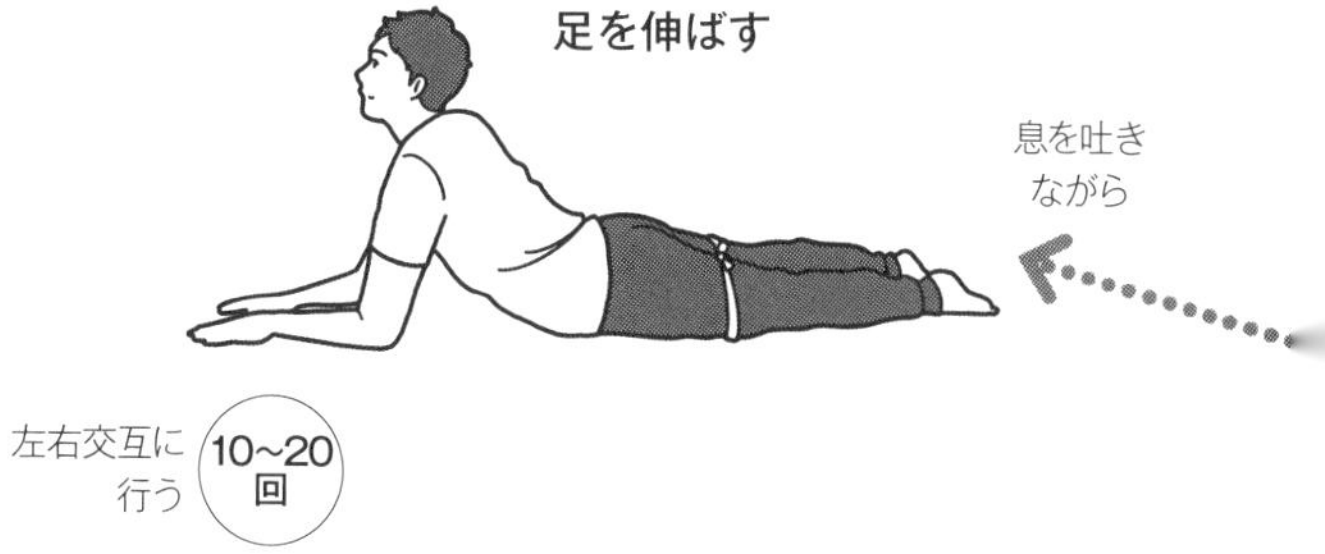
足を伸ばす
息を吐き
ながら
左右交互に
行う
10~20
回

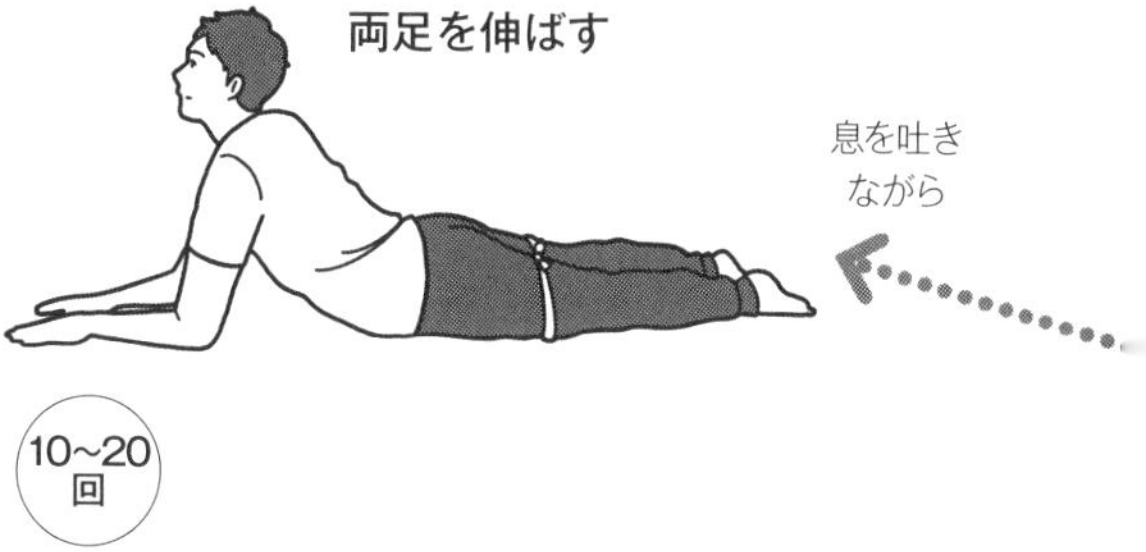
両足を伸ばす
息を吐き
ながら
10~20
回

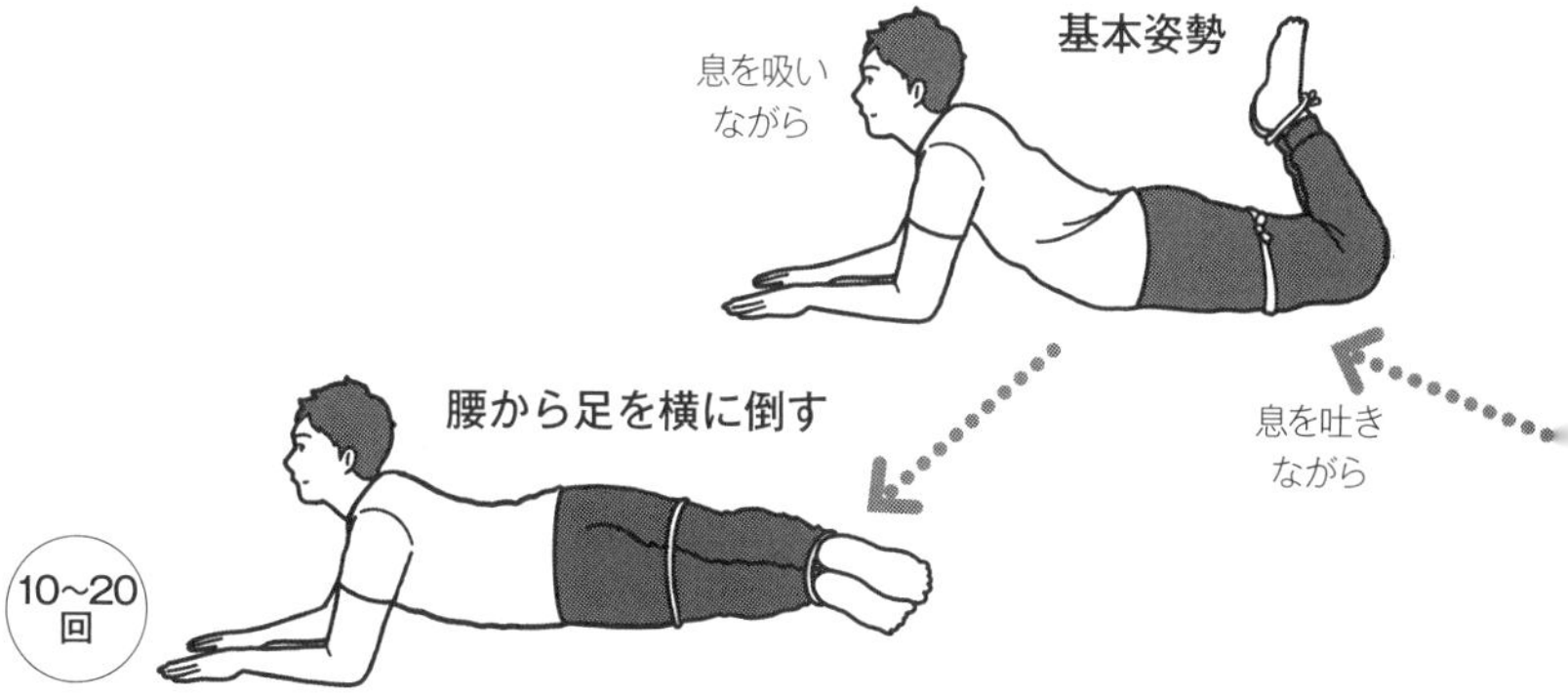
基本姿勢
息を吸い
ながら
息を吐き
ながら
腰から足を横に倒す
10~20
回

うつ伏せになる

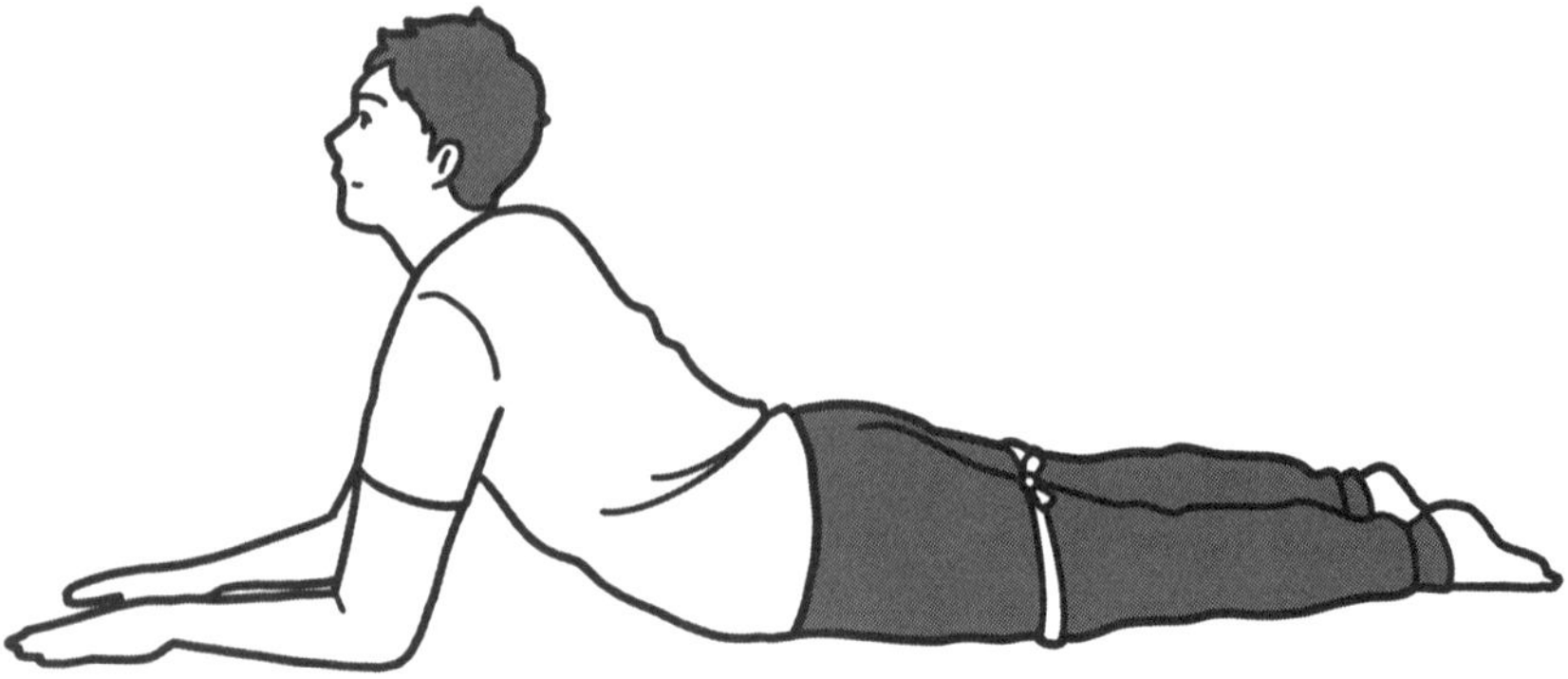

うつ伏せのポジションです。両足は伸ばして、ひじを立てて手の腹は下です。胸を反っていきましょう。両足を紐でしばります。足と足の間は必ず閉じます。

膝を曲げる

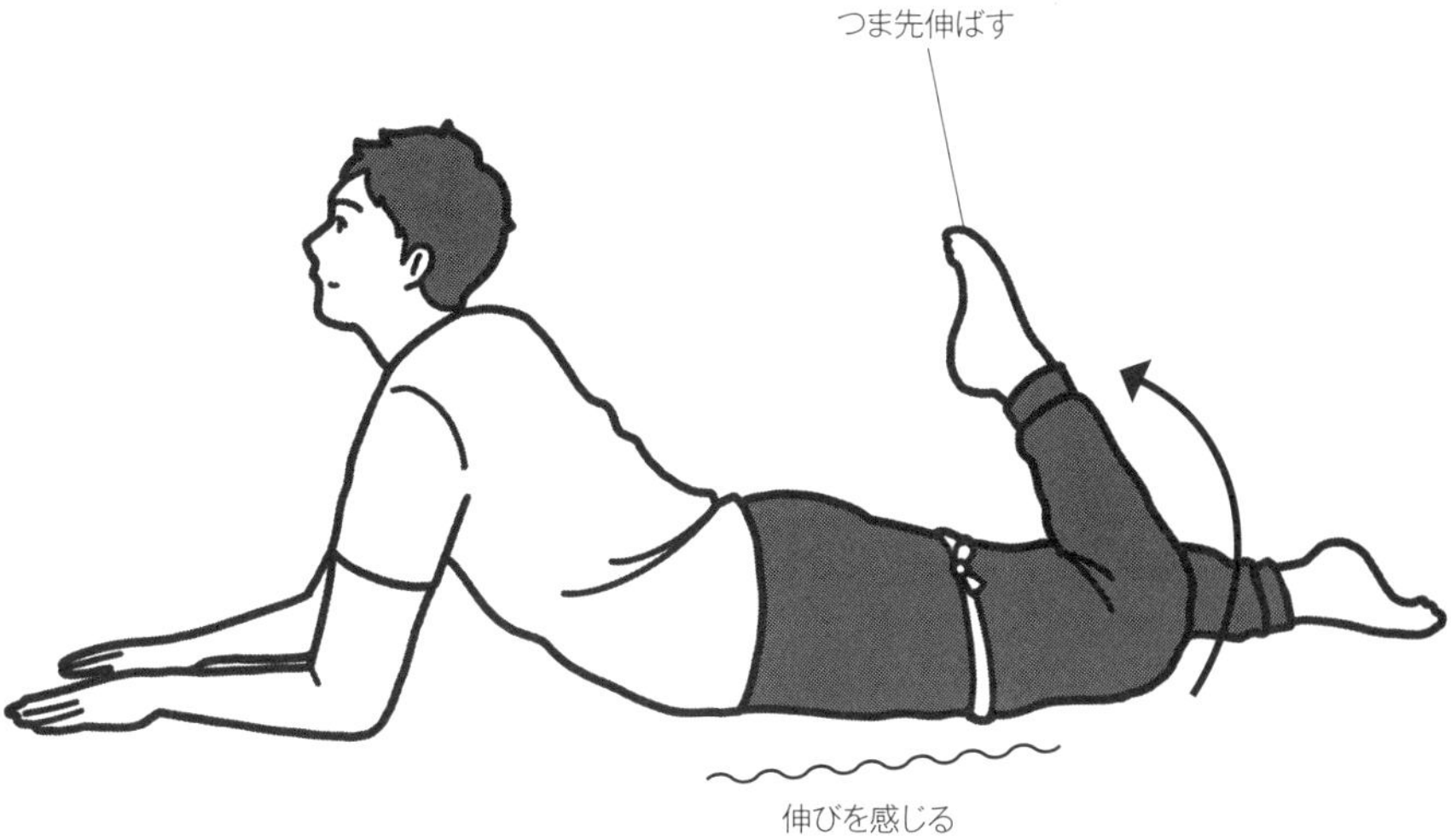

息を吸いながら片膝を曲げていきます。つま先は伸ばしていきましょう。膝を曲げる時に胸を少し反ります。ももの前が伸びた感覚を感じていきましょう。息を吐いて足を元の位置に戻します。つま先は伸ばしていきます。

両脚を曲げる

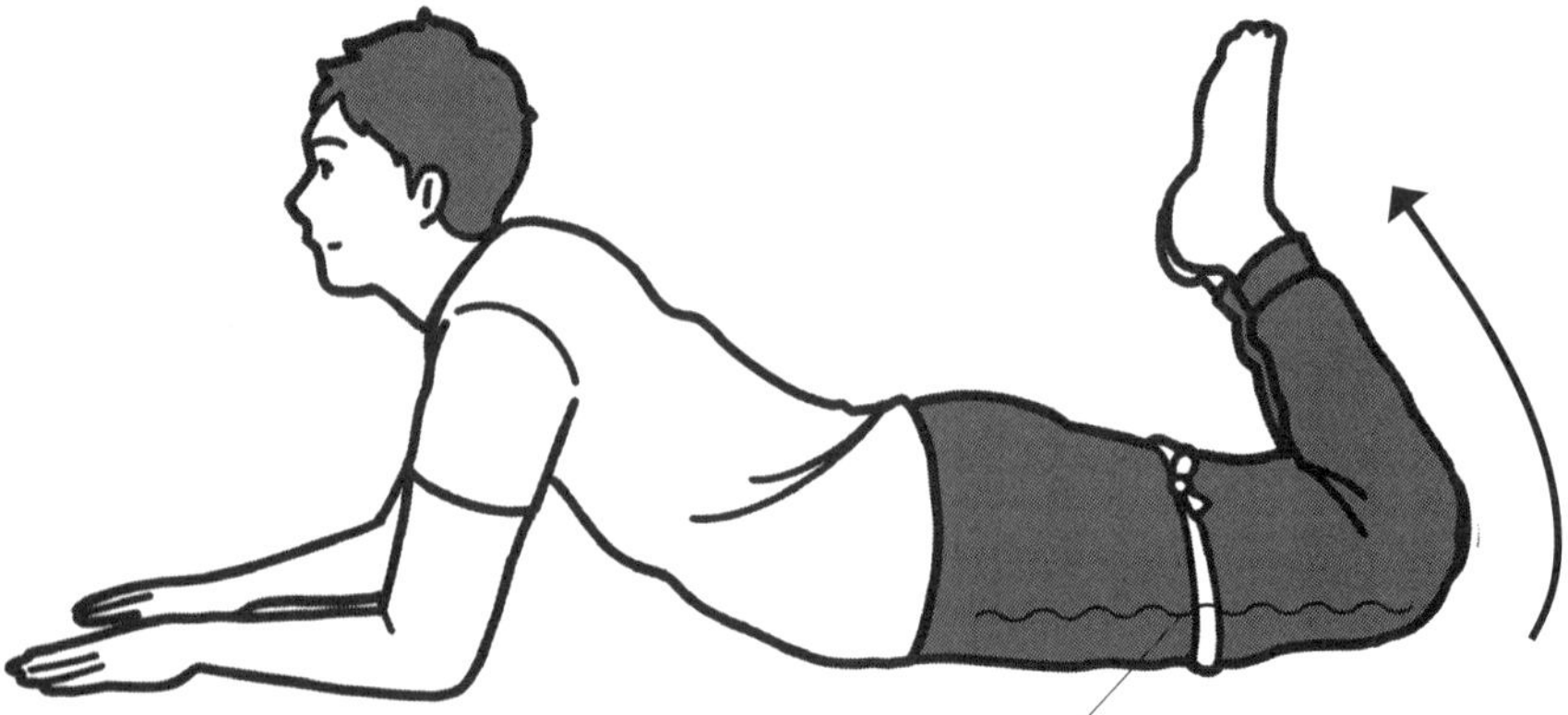

息を吸いながら、できる人は胸を反って両脚を曲げていきます。この時、膝が開きやすくなりますが、出来るだけ閉じて行います。ももの横あたりが伸びているのを感じていきましょう。

MORE!

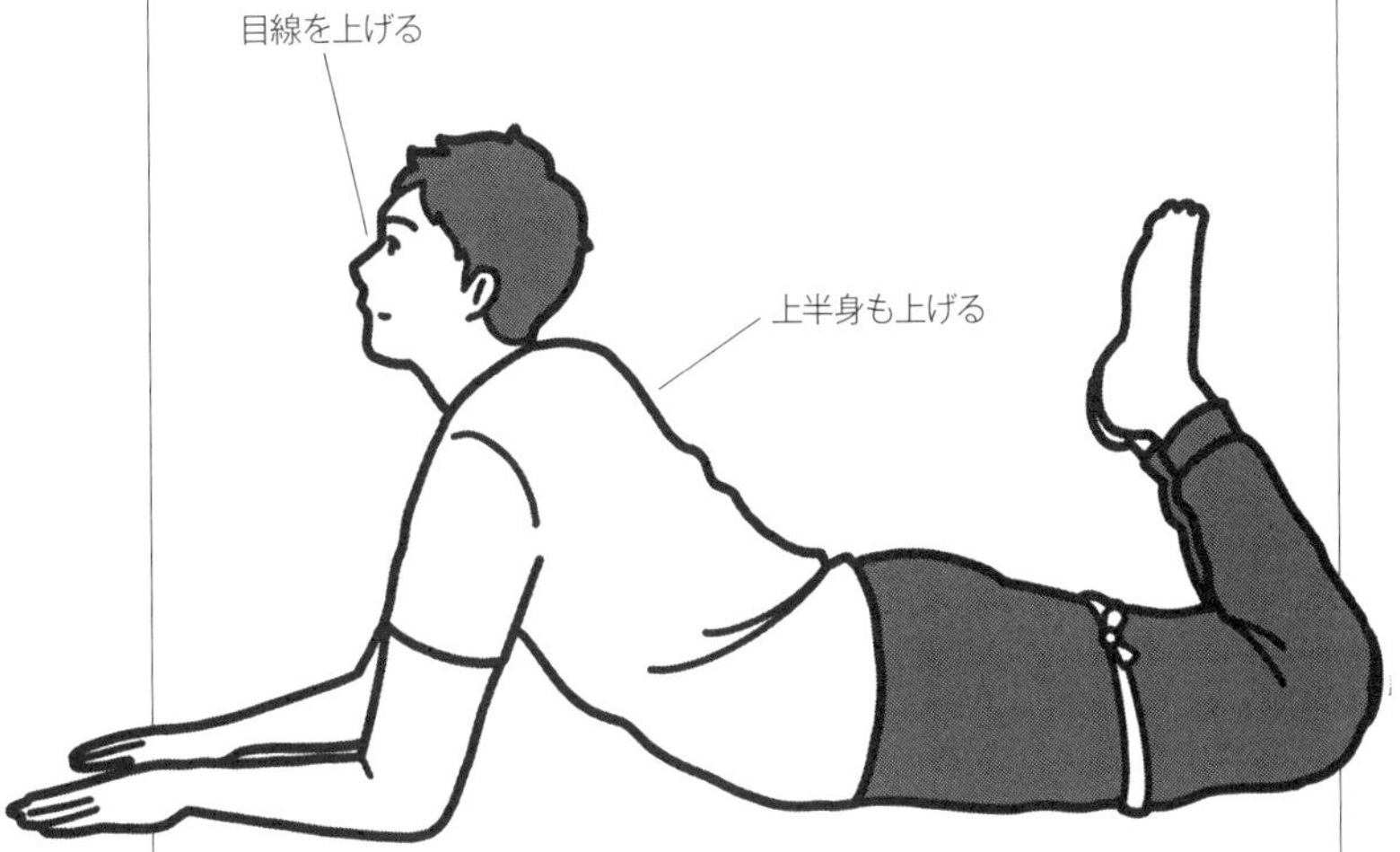

できるようになってきたら、膝を曲げる時は胸を大きく反って上を向いていきましょう。

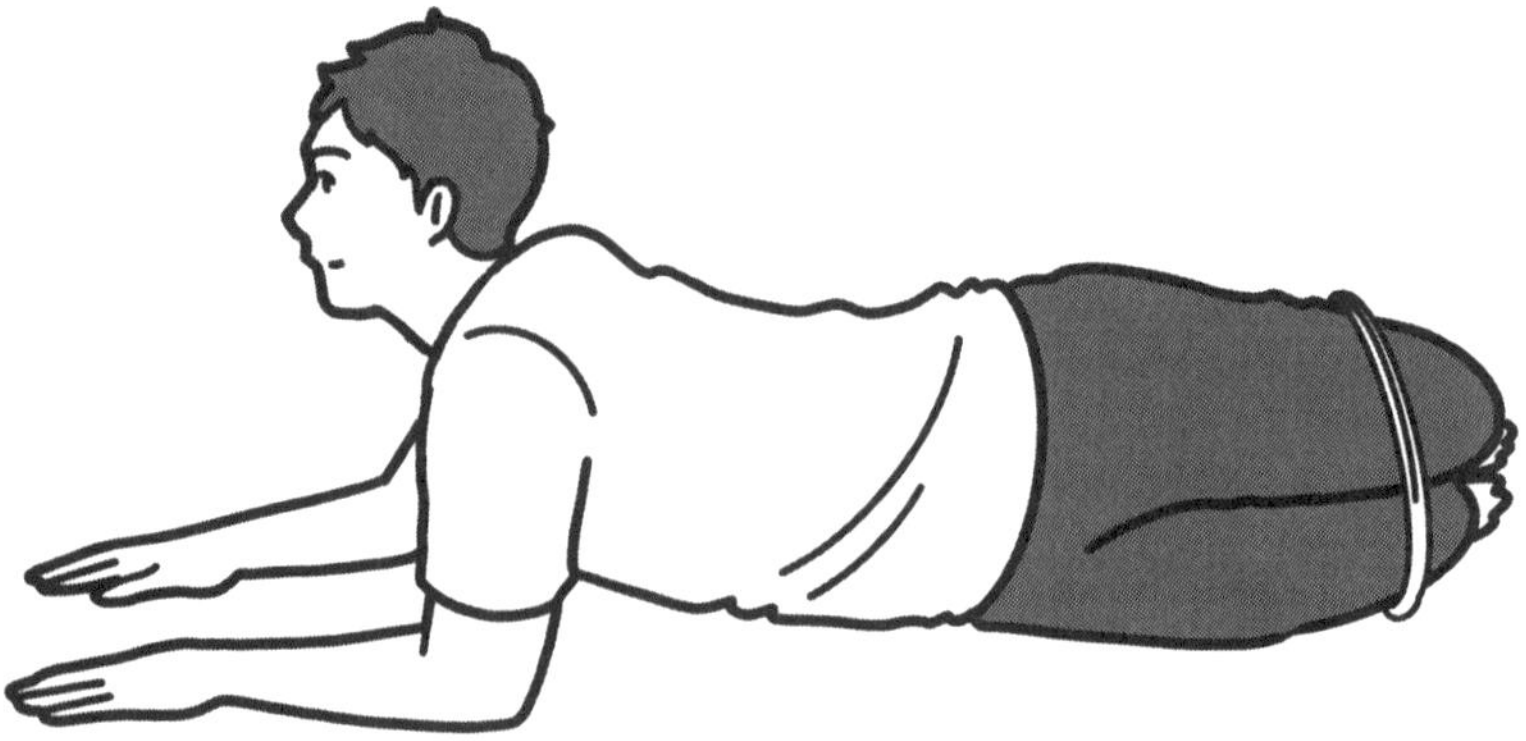

上体を倒す

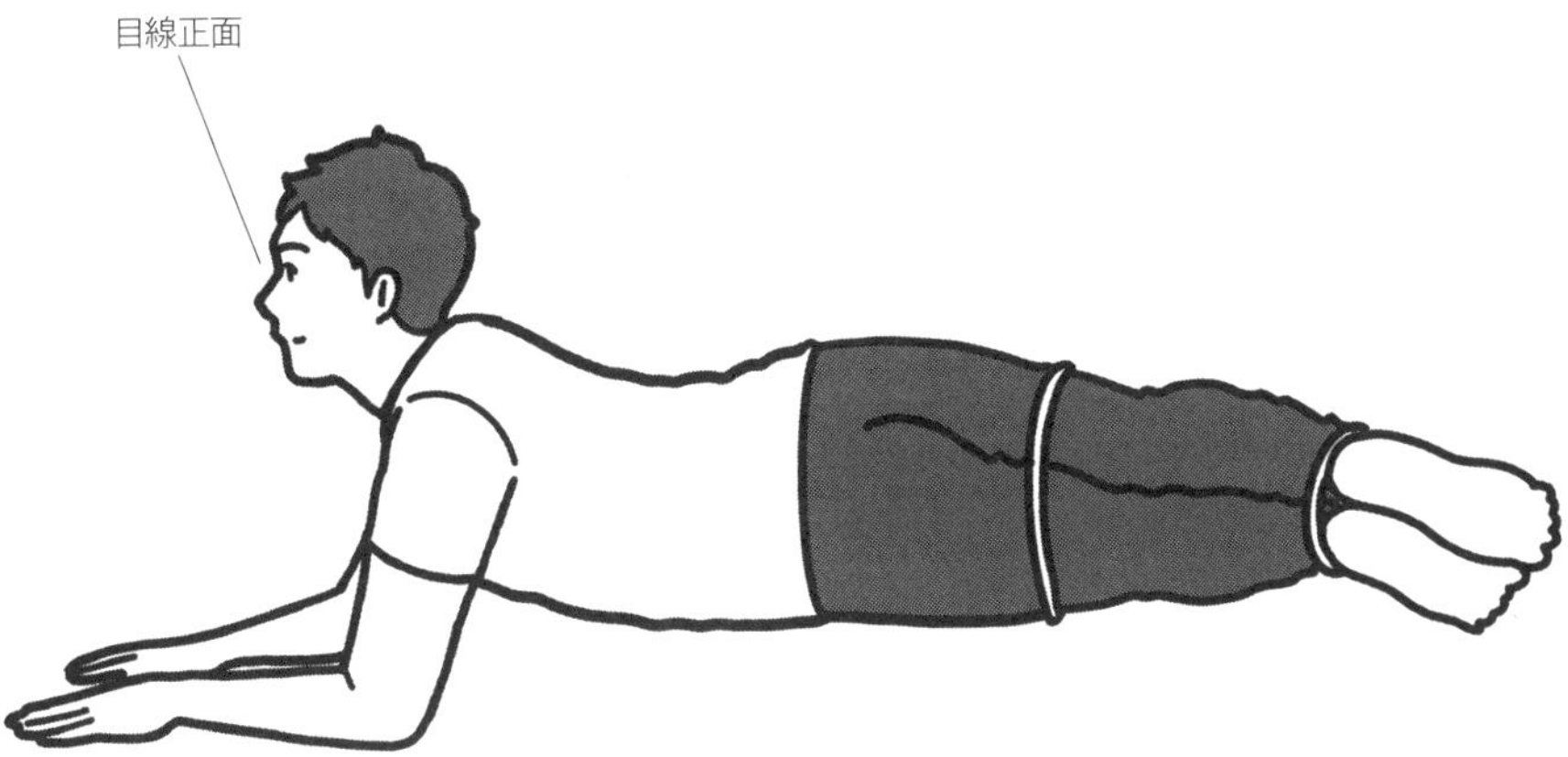

息を吸いながら両足を横へ倒します。倒している方向と反対のひじが少し上がりますが正面をしっかりと見て行います。肋骨の下、お腹、腰まわりが伸びているのを感じていきましょう。

ストレッチ③

関節可動域が広がる！

もも裏、ふくらはぎ

もも裏を鍛えて、立位の時に前面に体が倒れていないようにバランス力を上げていく運動です。

この運動をしてみて、膝裏や足の裏に痛みを感じる方がいると思いますが、それは「伸びている証拠！」と思って行うとよいです。この部分が強くなれば階段を上がることなど、体を動かすことが苦にならなくなりますよ！

ストレッチ③ もも裏、ふくらはぎ

Part 1

かかとを壁に

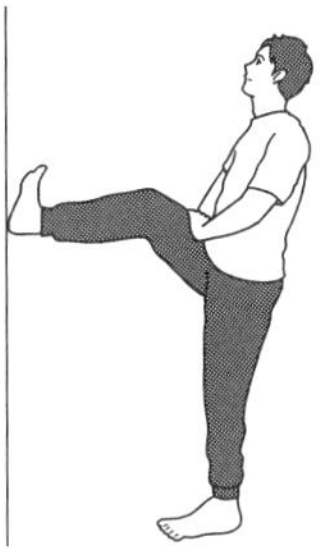

詳しい動きは
P 126、127 を参照
してください

息を吐き
ながら

**膝を
伸ばす①**

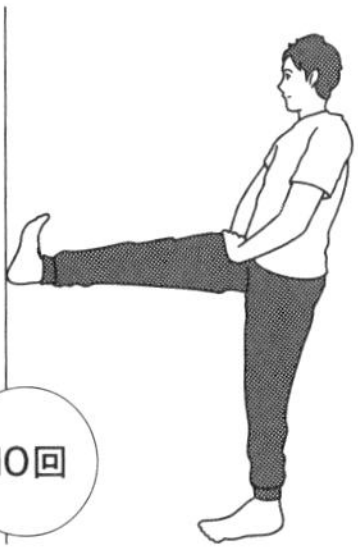

10回

Part 2

**横を向いてかかと
を壁に**

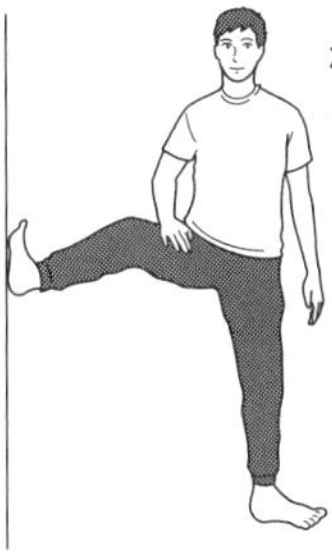

詳しい動きは
P 128、129 を参照
してください

息を吐き
ながら

**膝を
伸ばす②**

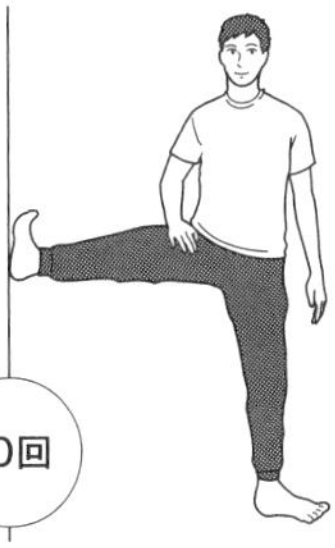

10回

Part 3

**片足立ちで
膝を曲げる**

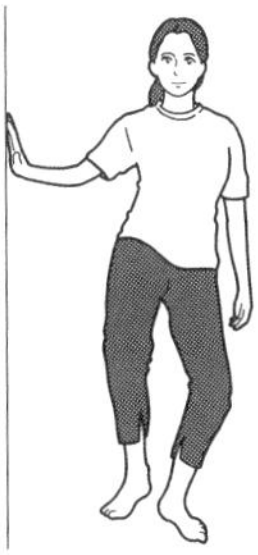

詳しい動きは
P 130、131 を参照
してください

息を吐き
ながら

**膝を
伸ばす③**

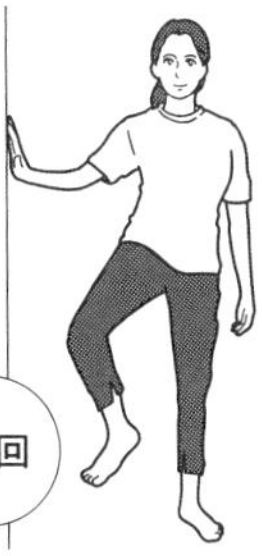

10回

Part 4

かかとを押し出す

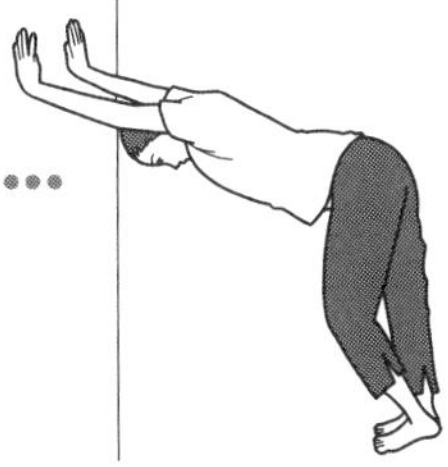

詳しい動きは
P 132 を参照
してください

反対足も

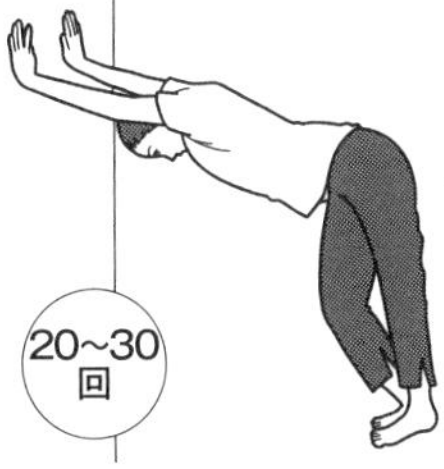

20〜30
回

かかとを壁に押し当てる

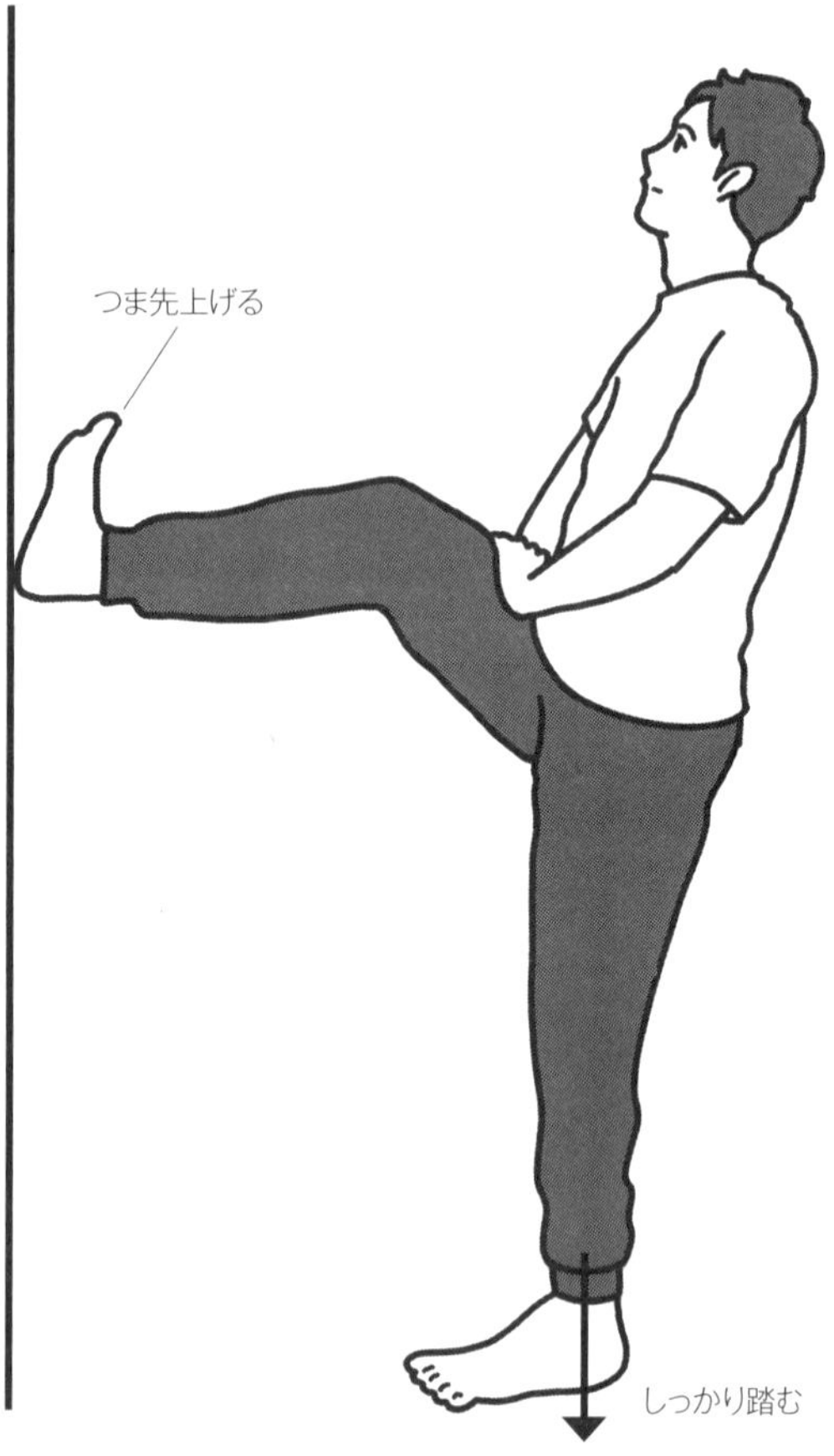

壁と面向かって立位で行います。壁に片足を置いて両手でももの面かできる人は裏をしっかりとつかんでいきます。床に面している足はしっかりと床を踏みます。
かかとを壁に押し出して、つま先を少し上げていきます。

膝を伸ばす①

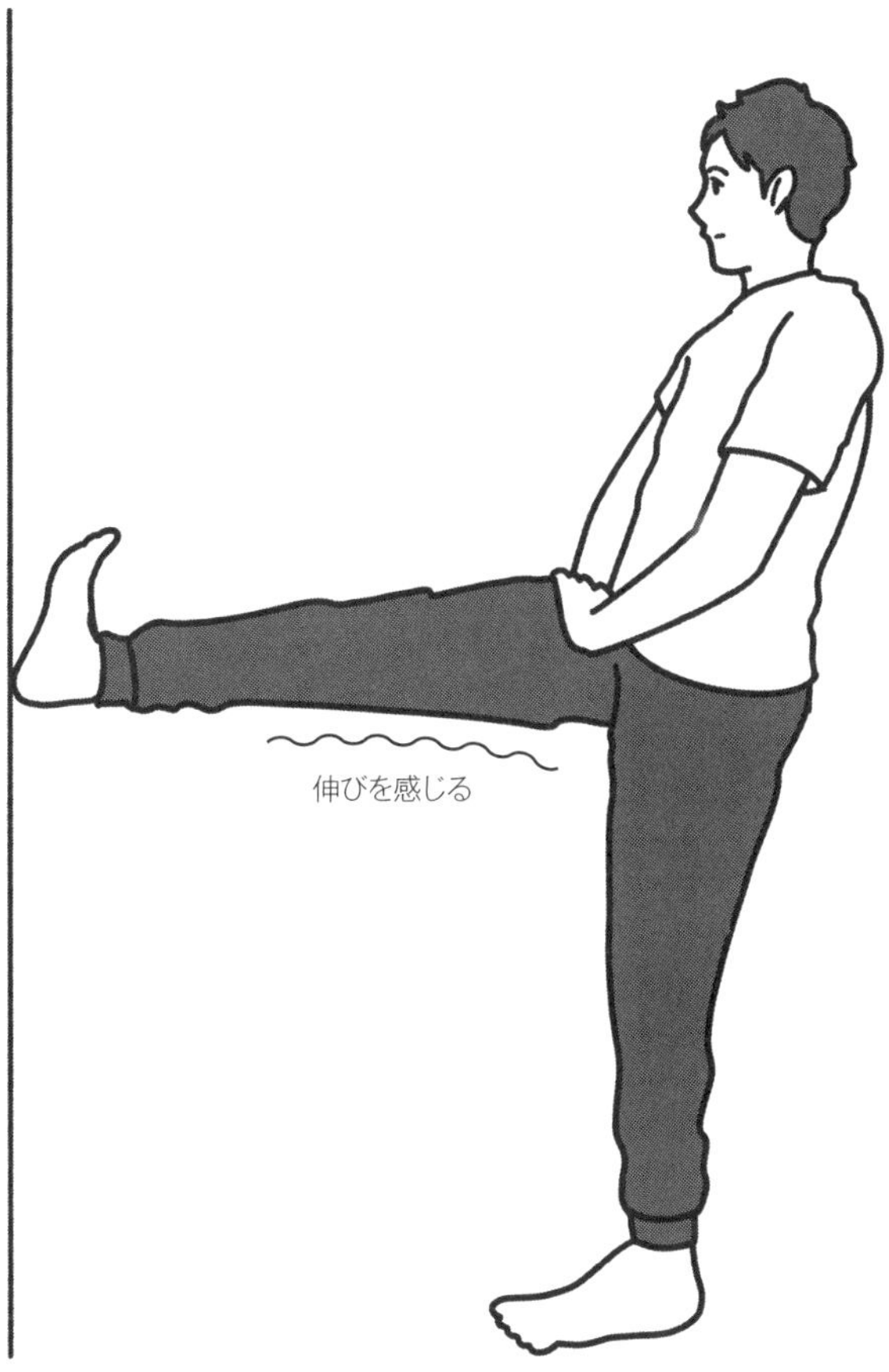

息を吐いて膝を伸ばしていきます。その時背筋を伸ばしていきます。この時もつま先を上げていきましょう。膝裏、ももの裏に伸びる感覚を感じていきましょう。

横を向いてかかとを壁につける

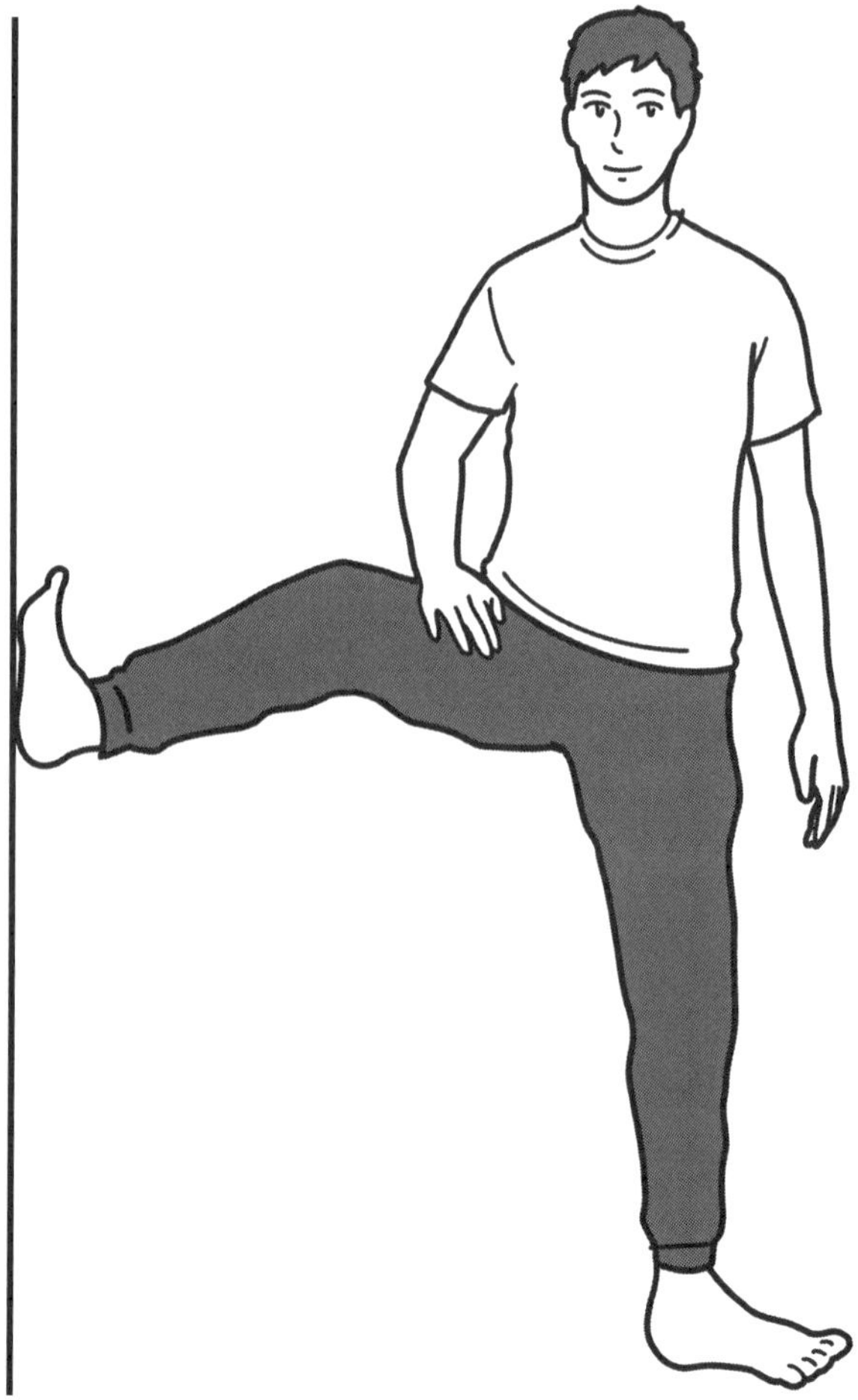

壁に対して横向きになります。膝を曲げて壁に足を置きます。片手でももを持ってバランスを取ります。もう片方の足は外向きにしてしっかりと立ちます。

膝を伸ばす②

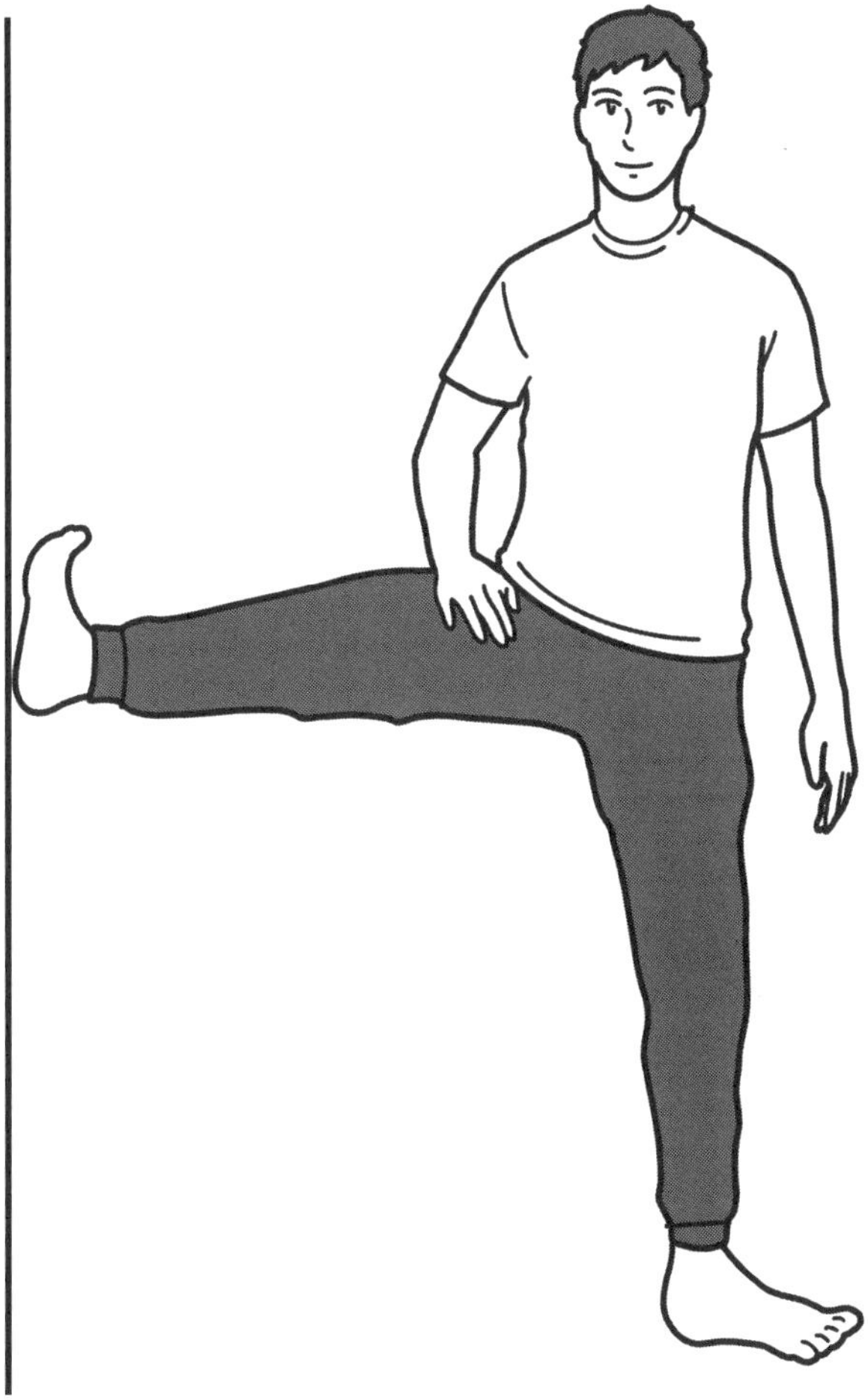

息を吐きながら、膝を伸ばしていきます。背筋を伸ばしていきましょう。もも裏、膝裏に伸びる感覚が感じられるのを確認します。

片足立ちで膝を曲げる

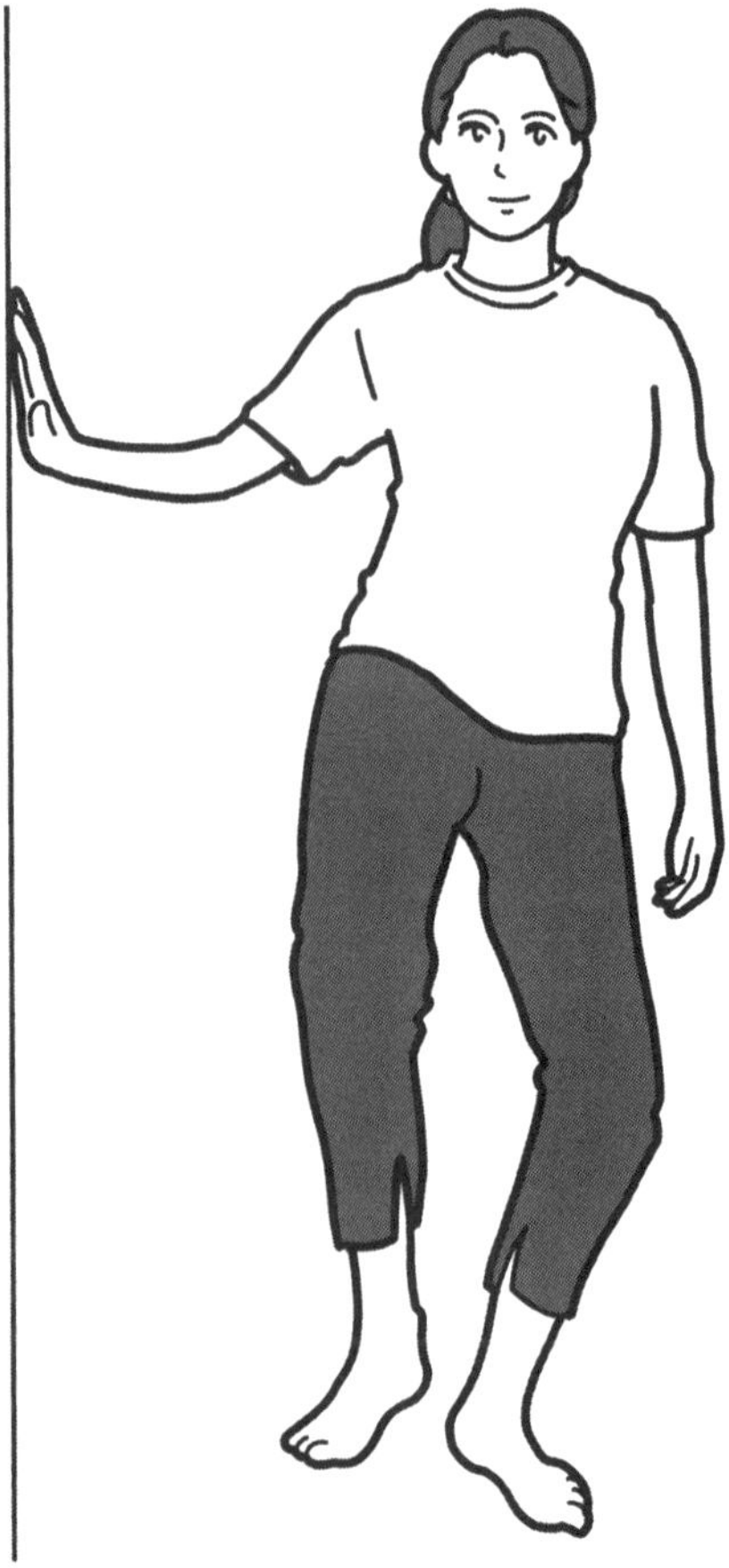

壁際で壁を支えながら片足立ちです。足は少し外側に開いてください。床に置いている足のつま先を上げます。そして膝を少し曲げていきます。

膝を伸ばす③

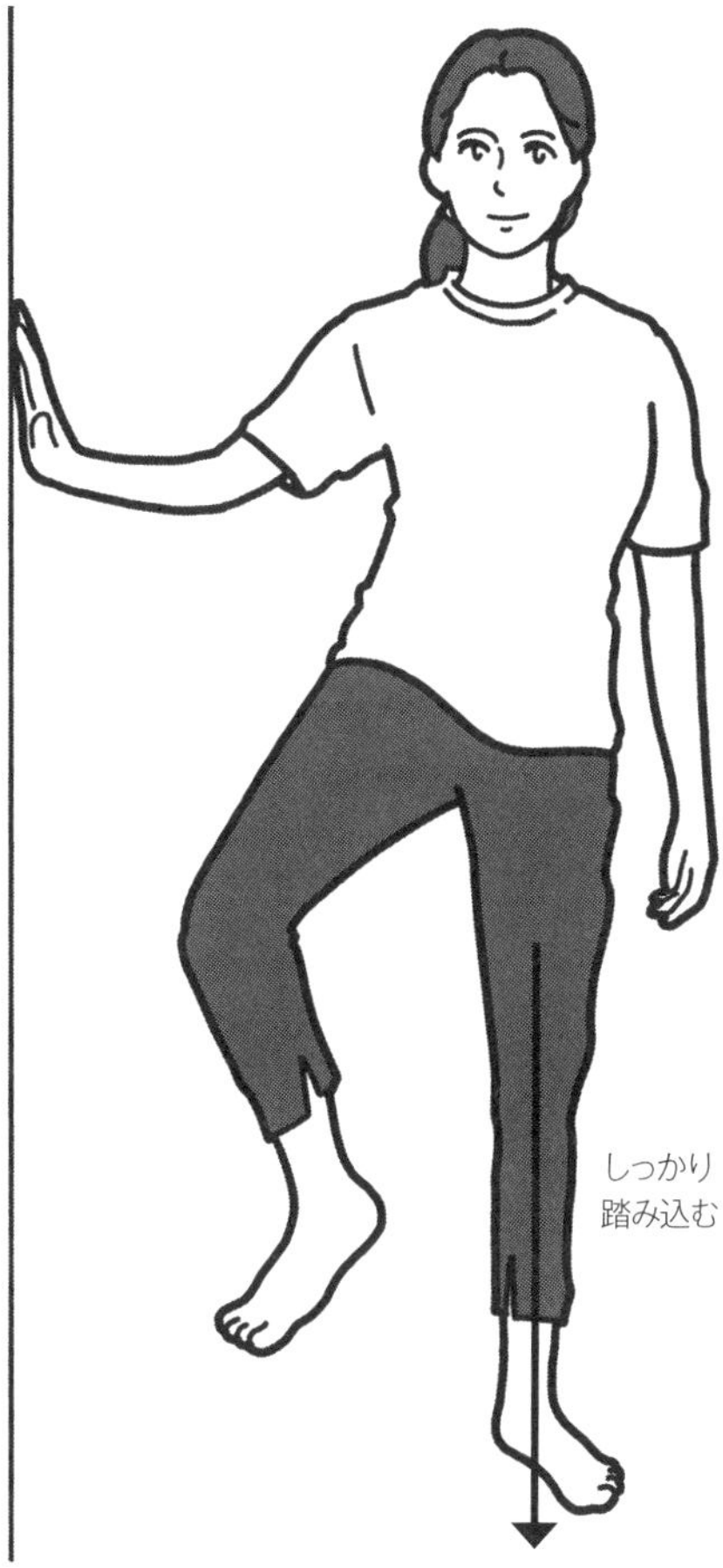

息を吐きながら膝をのばしてしっかりと床を踏み込みます。できたらバランスをしっかりと感じて、壁に置いてある手を外しても立てるくらいブレない感覚を得ていきましょう。

かかとを押し出す

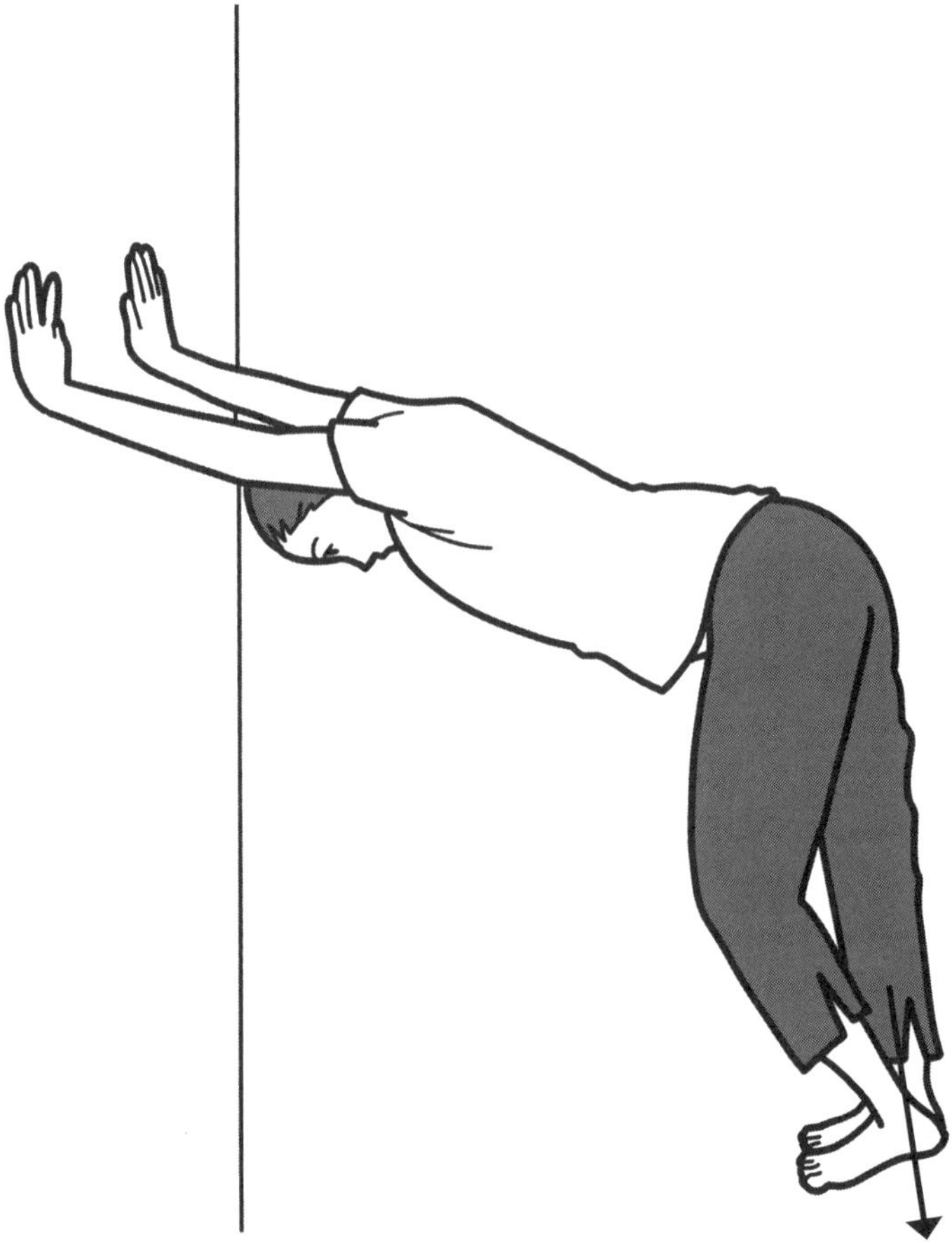

背中を少し反った感じで壁を両手で押してかかとで床を押し出します。すぐさま反対の足のかかとを押し出します。それをスピーディーに20回から30回行います。

ストレッチ④
関節可動域が広がる！
肋骨側部、背面

上半身の肋骨を大きく反りあげて後ろへバランスを取る能力を高める運動。肩まわりの動きの可動域、肩甲骨の可動域も増やしていく運動になります。

この部分をより鍛えていくと、肩甲骨が浮き出てきます。肩も下がります。腕、首、肩が痛い人たちはぜひ行ってほしい運動です。慢性肩こりをの方は終わったあとに爽快感を得られると思います。

ストレッチ④ 肋骨側部、背面

Part 1

手を
伸ばす①

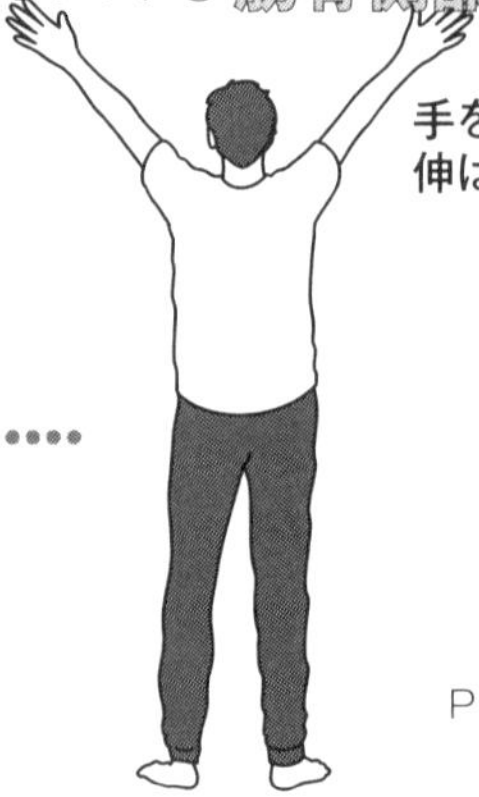

息を吸いながら

ひじを
折りたたむ①

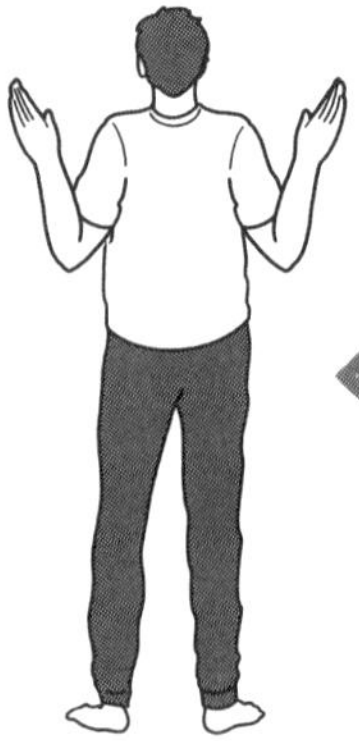

詳しい動きは
P 136、137 を参照
してください

Part 2

手を
伸ばす②

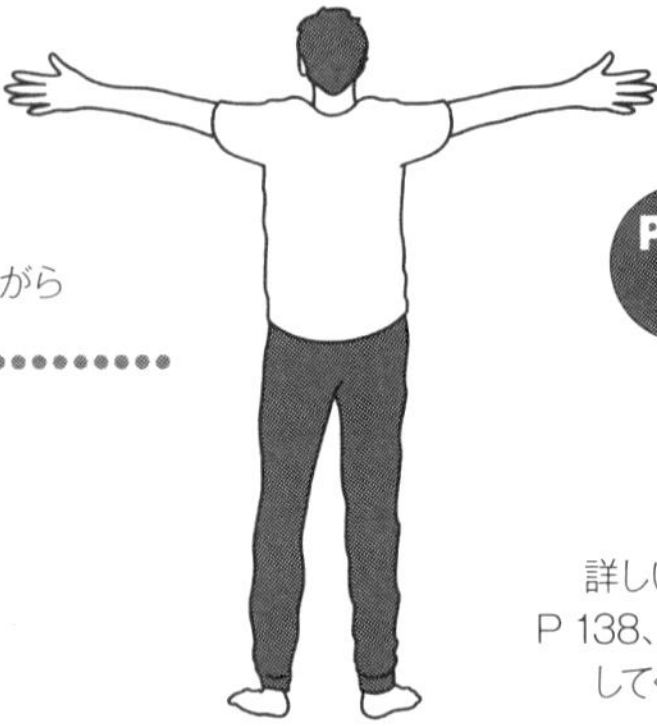

息を吸いながら

ひじを
折りたたむ②

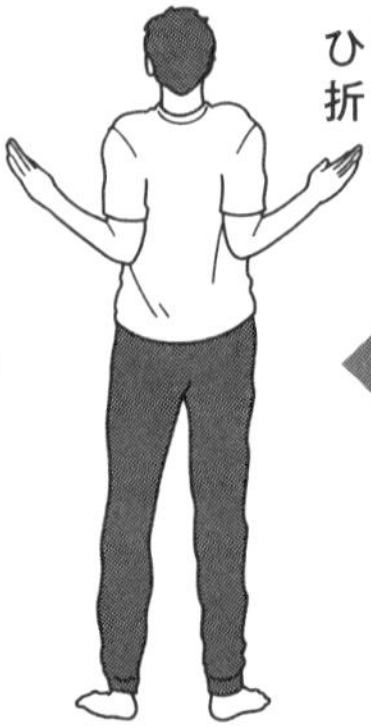

詳しい動きは
P 138、139 を参照
してください

Part 3

手を
伸ばす③

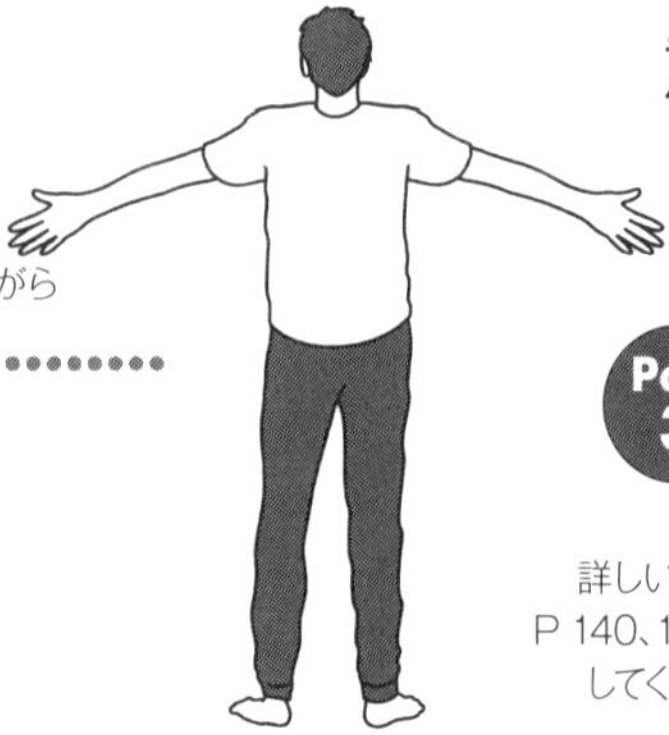

息を吸いながら

ひじを
折りたたむ③

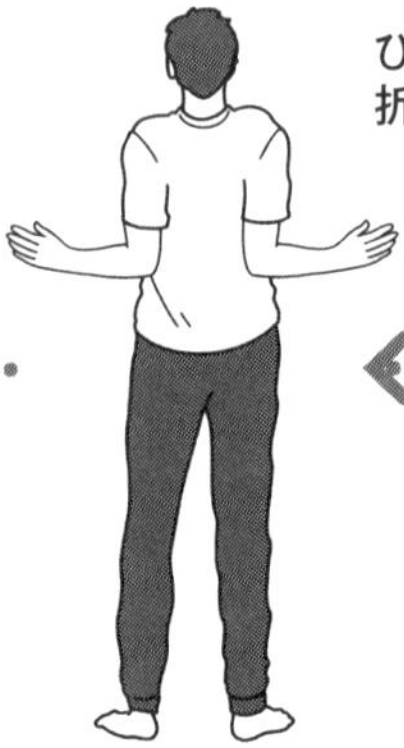

詳しい動きは
P 140、141 を参照
してください

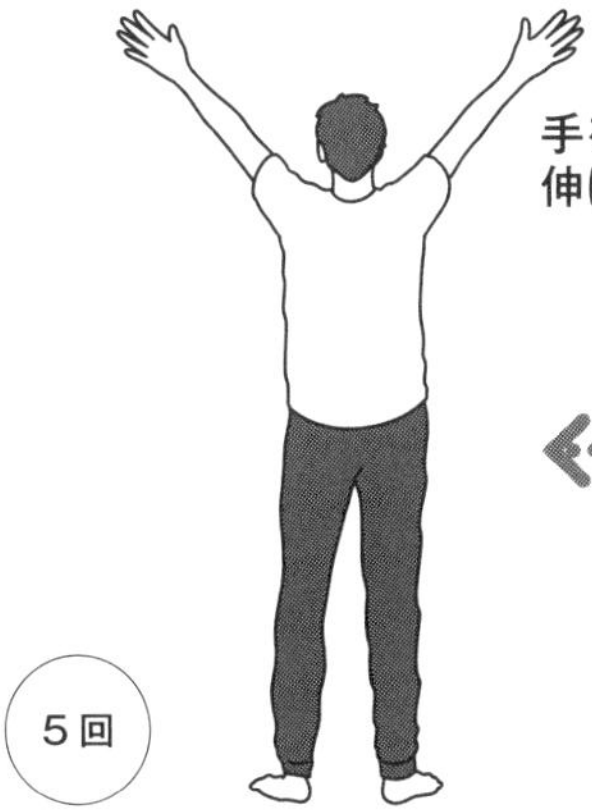

手を
伸ばす①

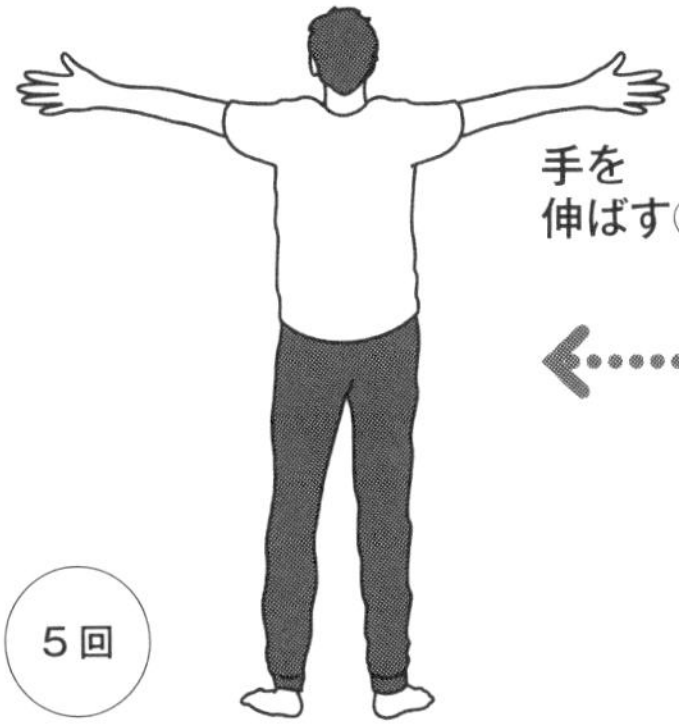

手を
伸ばす②

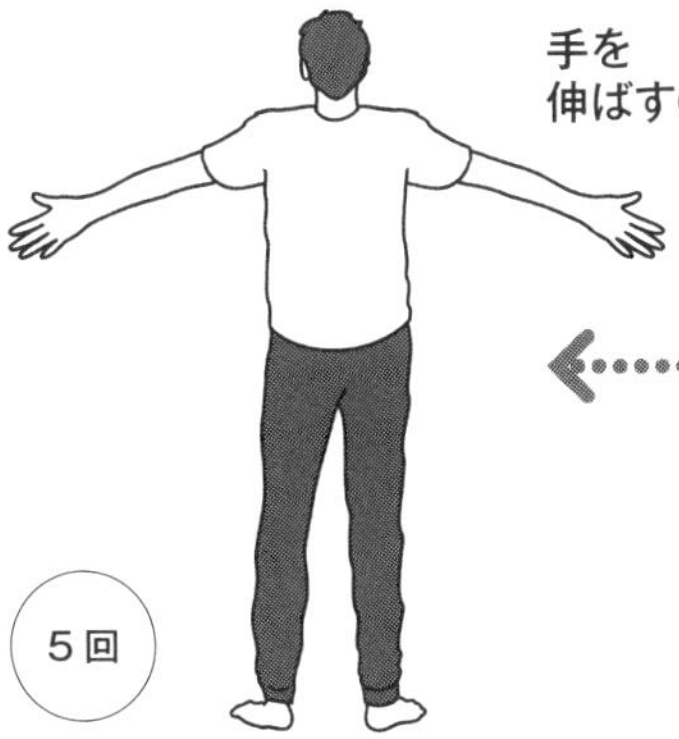

手を
伸ばす③

手を伸ばす①

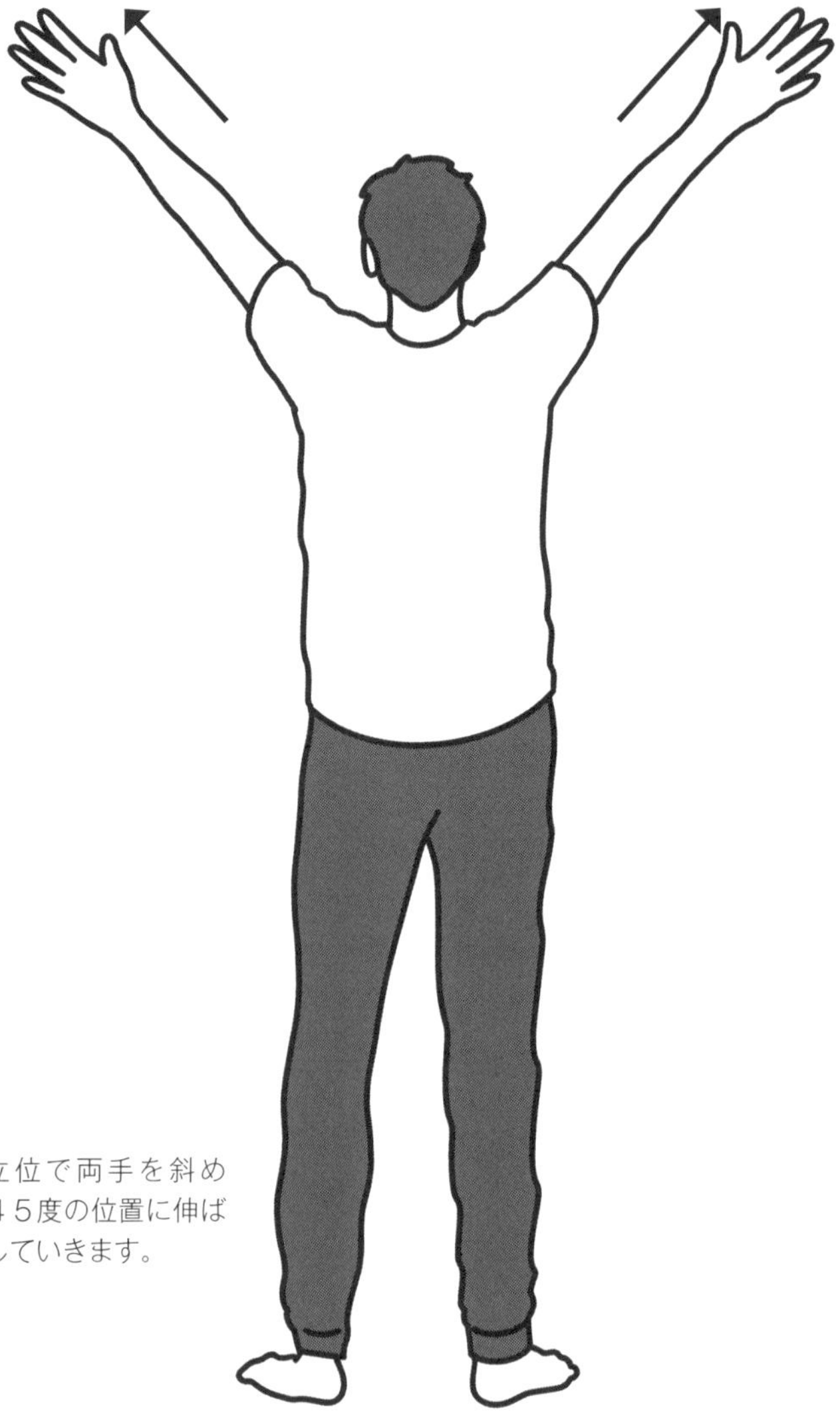

立位で両手を斜め４５度の位置に伸ばしていきます。

ひじを折りたたむ①

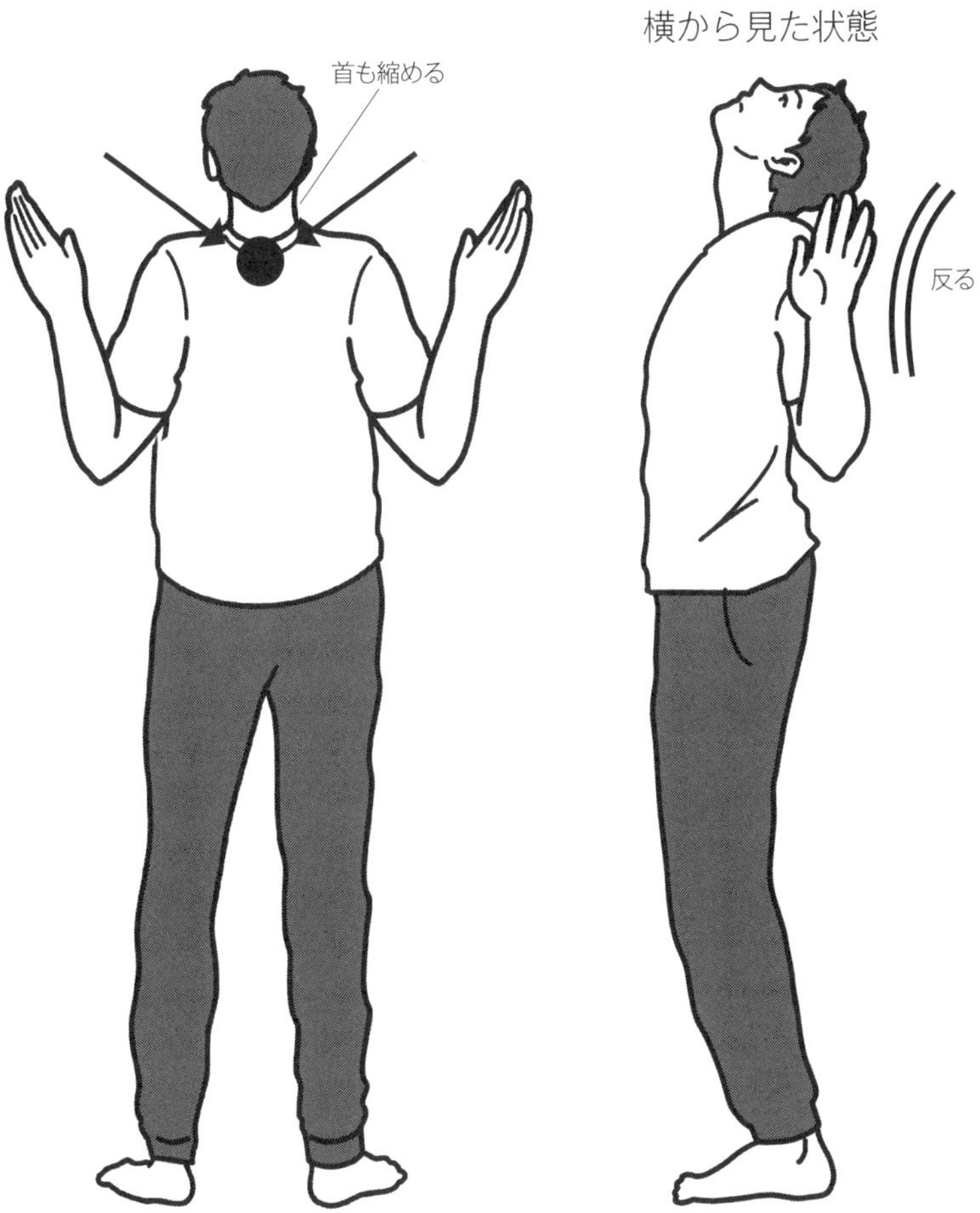

息を吸いながらひじを丸の部分（首、肋骨の上の方）に引き寄せます。首も縮めていきます。この時、肋骨の下の辺りを大きく天井の方へ反り上げていきます。ギューと３秒ほど縮こまりましょう。そして、最初の手をあげたポジションに戻ります。戻る時は指先や頭を引き伸ばしていくように手を伸ばします。

手を伸ばす②

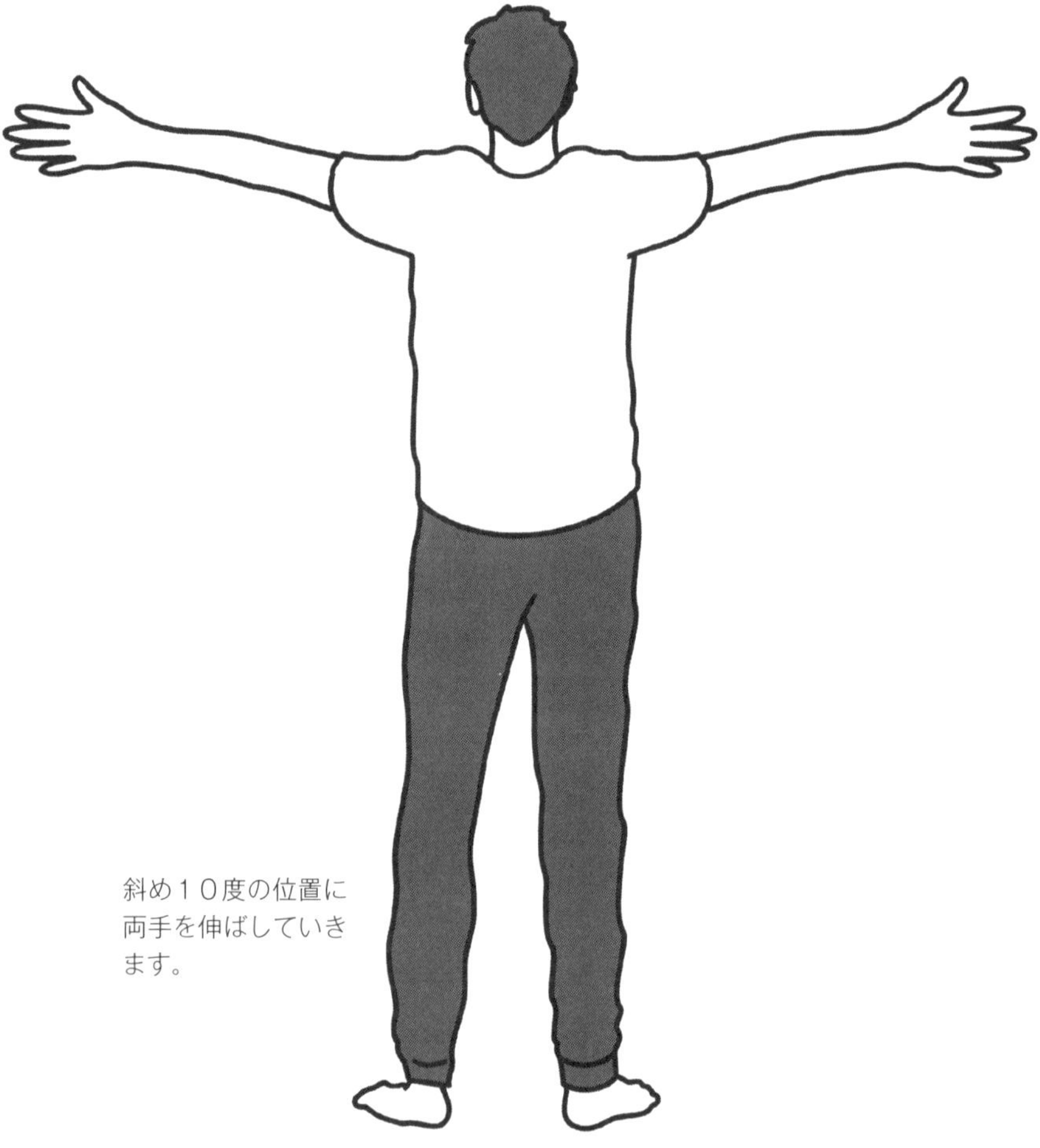

斜め１０度の位置に
両手を伸ばしていき
ます。

ひじを折りたたむ②

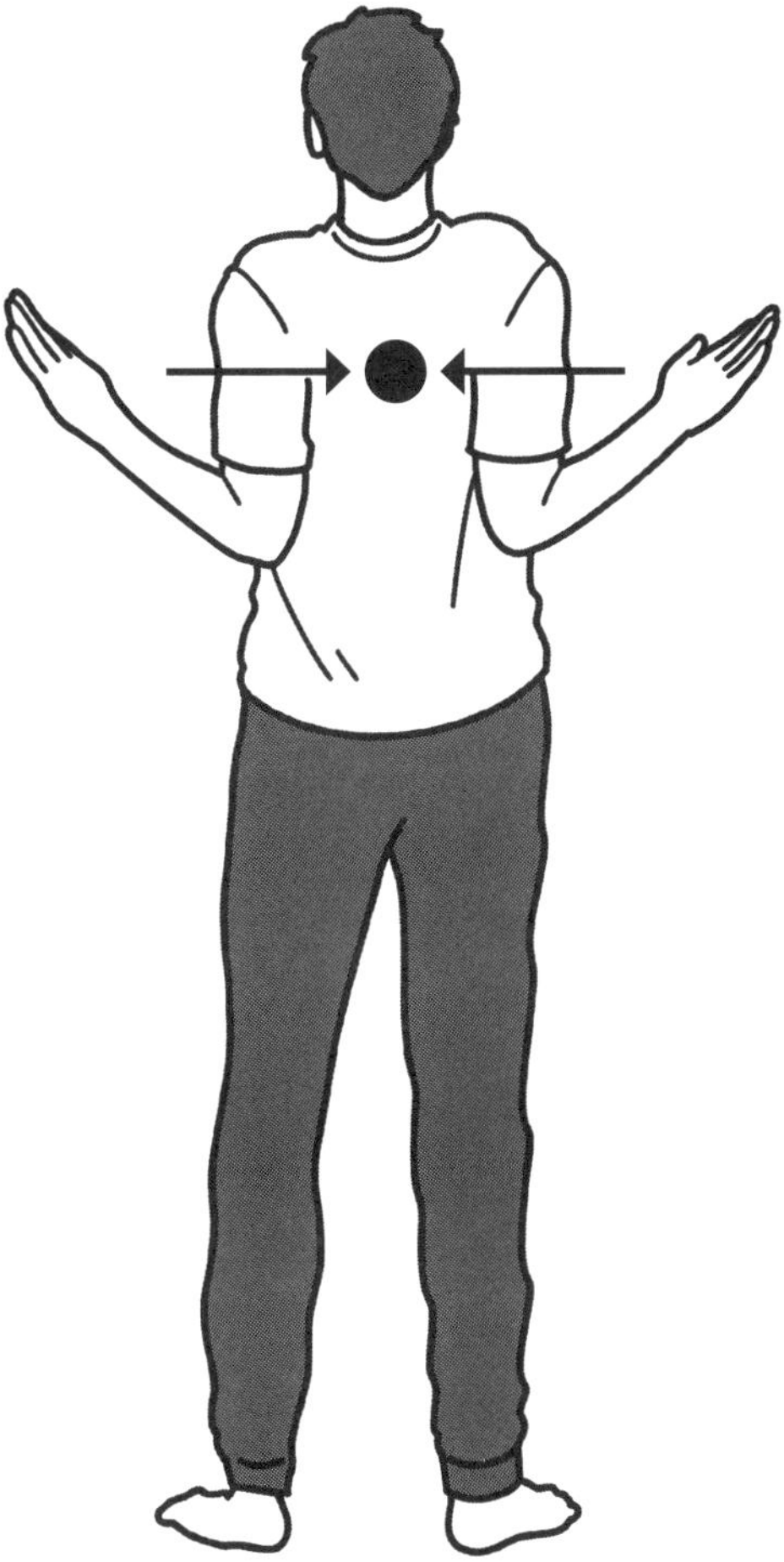

息を吸いながらひじを丸の部分（背中の中央）に引き寄せます。首も縮めていきます。
この時、肋骨やお腹が大きく天井の方へ反り上がるように行います。ギューと３秒ほど縮こまりましょう。そして最初のポジションに戻ります。戻る時は指先や頭を引き伸ばしていくように手を伸ばします。

手を伸ばす③

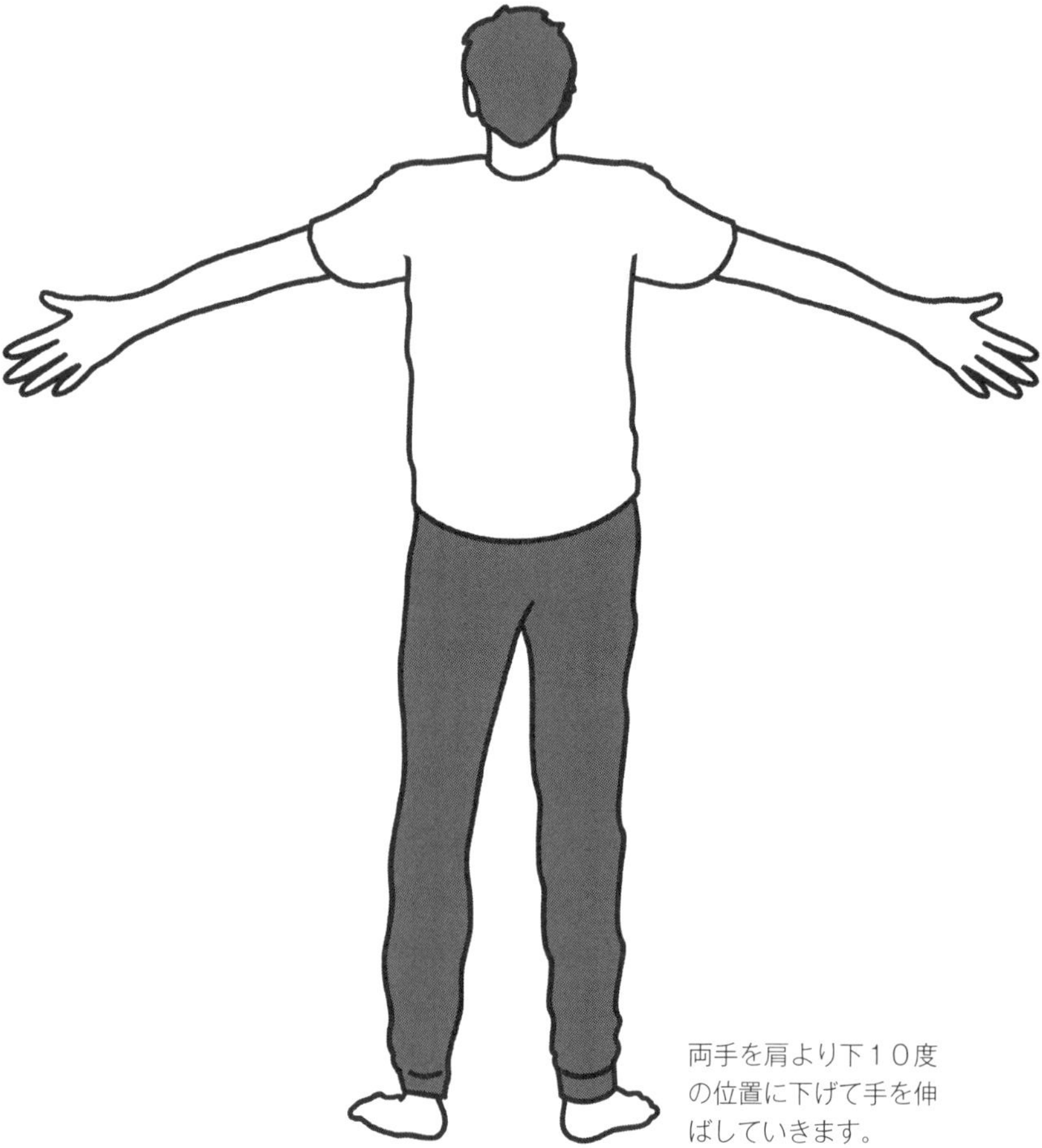

両手を肩より下１０度の位置に下げて手を伸ばしていきます。

ひじを折りたたむ③

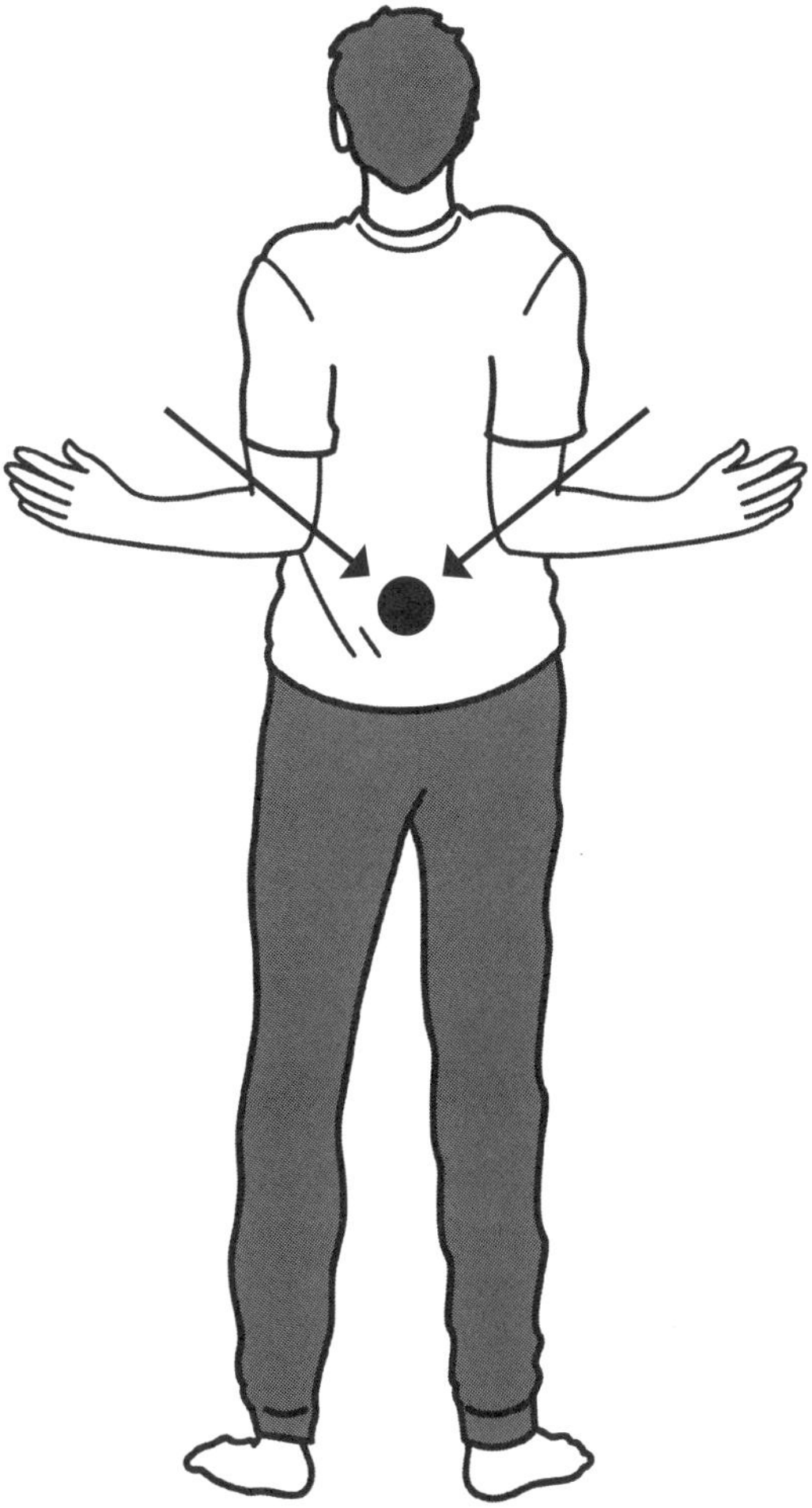

息を吸いながらひじを丸の部分（腰）に引き寄せます。首も縮めて、背中の後ろ全体も縮めていきます。おへそ、お腹、肋骨の部分が全て天井の方へ反り上がります。ギューと３秒ほど縮こまりましょう。そして最初の手を伸ばしたポジションに戻ります。

ストレッチ⑤
関節可動域が広がる！

肋骨全周、腕、首、股関節周辺

肩まわり、腕、と肋骨周辺部を連動させてバランスを取る運動です。伴って、腹部や腰部も大きく後ろへバランスを取る能力が高まり、足のかかとの部分へ体重を乗せていくことができる運動でもあります。

腕や肩にキリキリした痛みを感じる人もいるかもしれませんが、たくさんの関節を反れるよい運動です。最後の呼吸の部分をできるだけゆっくり行ってください。今まで感じたことがないくらい、肋骨部分が心地よく使われて肺が大きく動くのを感じられると思います。

ストレッチ⑤ 肋骨全周、腕、首、股関節周辺

Part 1

指を反らす

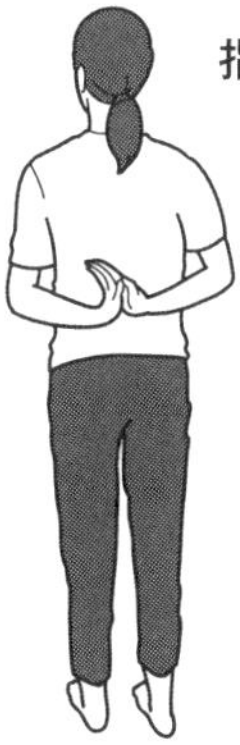

両手行う

詳しい動きは
P 144 を参照
してください

Part 2

指を曲げる

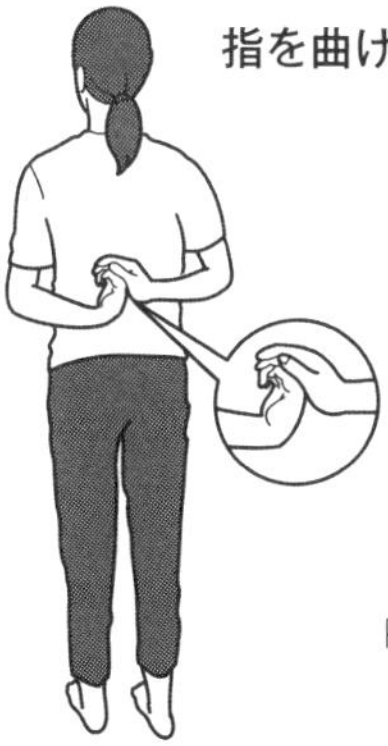

両手行う

詳しい動きは
P 145 を参照
してください

Part 3

後ろ手になる

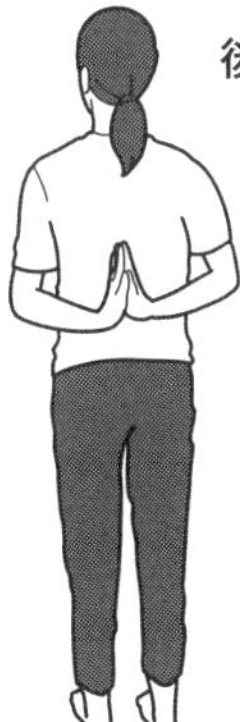

息を吸いながら

反る

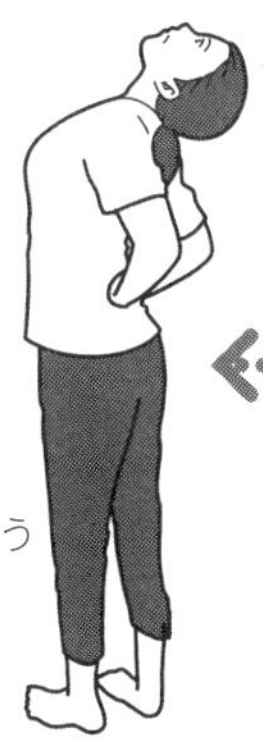

反った状態で
息を６秒吸う
→４秒吐くを行う

10 回

詳しい動きは
P 146、147 を参照
してください

指を反らす

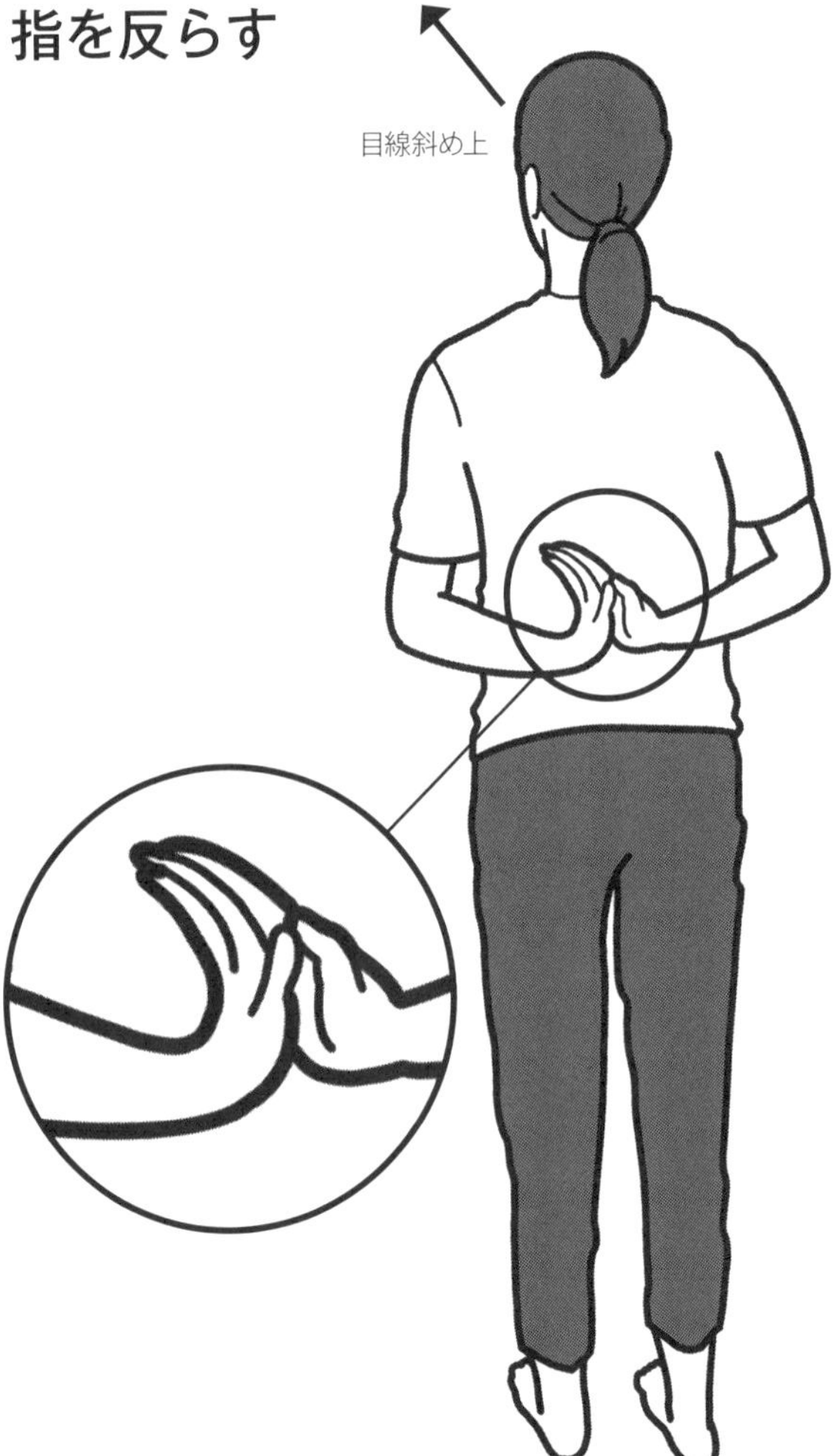

両手を背中の後ろにまわします。胸を反って斜め上を向きます。肩をできるだけ下げます。そして図のように手首を反って、もう片方の手で指を1本ずつ反っていきます。10本の指が終了したら手首も反っていきましょう。反対側の手も行います。

指を曲げる

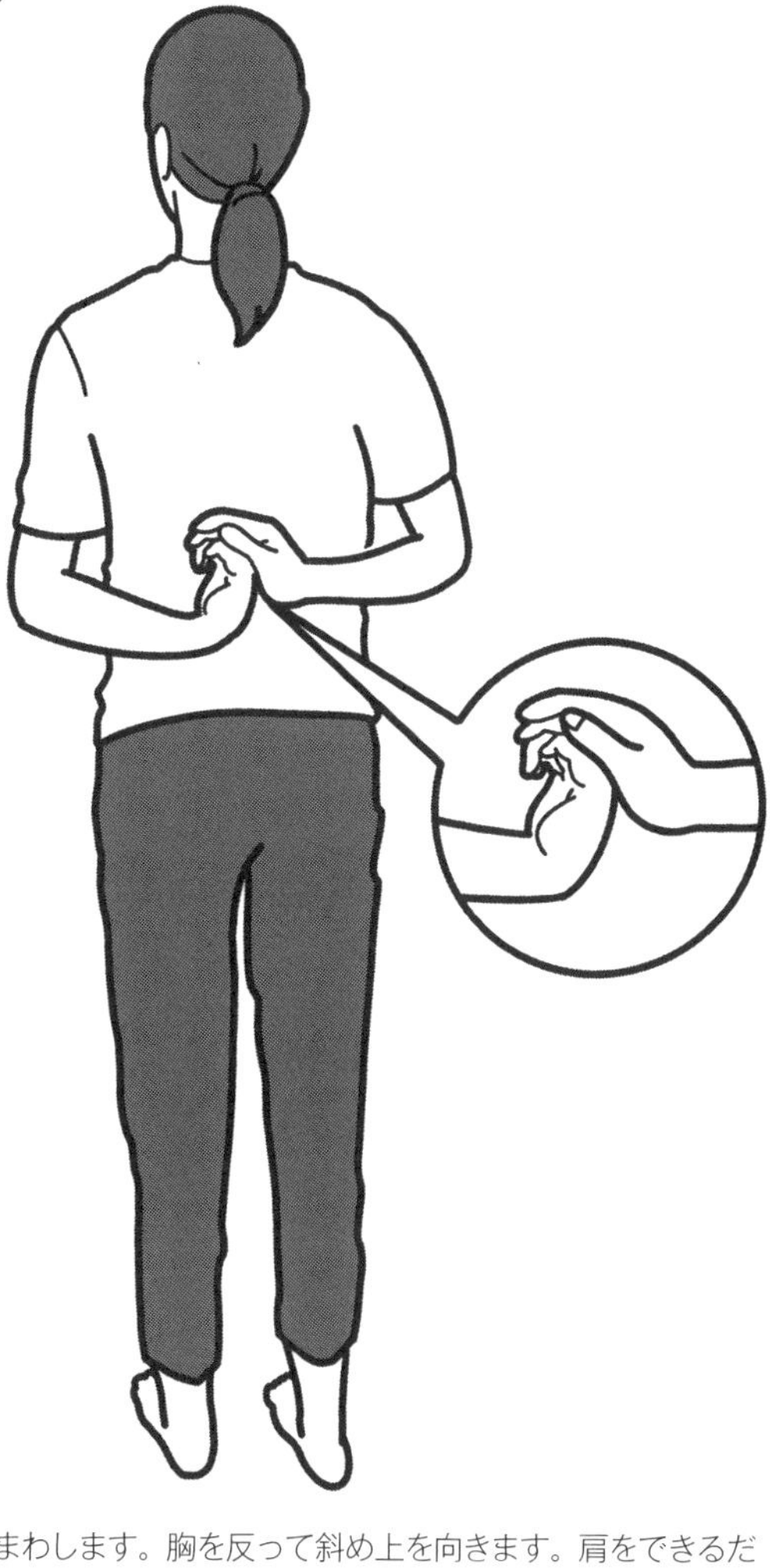

両手を背中の後ろにまわします。胸を反って斜め上を向きます。肩をできるだけ下げます。そして図のように手首を丸めて、もう片方の手で一本ずつの指を折り曲げていきましょう。10本の指が終了したら手首を丸めていきます。反対側の手も行います。

後ろ手になる

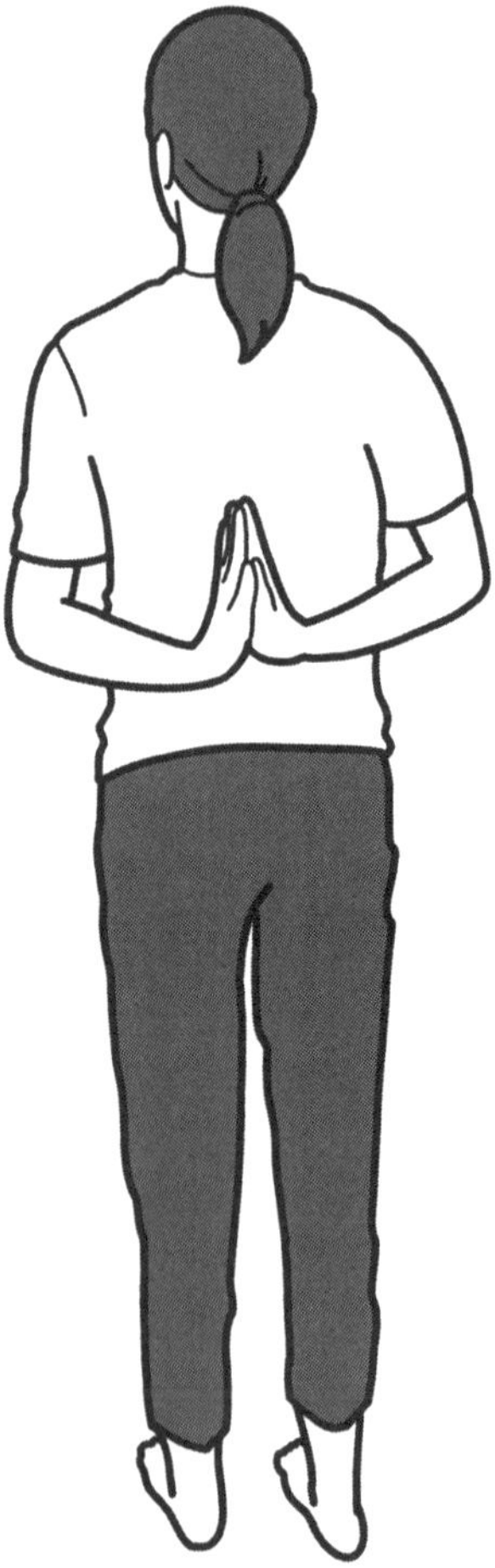

両手を背中の後ろにまわします。手の腹同士を合わせて腰、胸を反ります。

呼吸に合わせて反らす

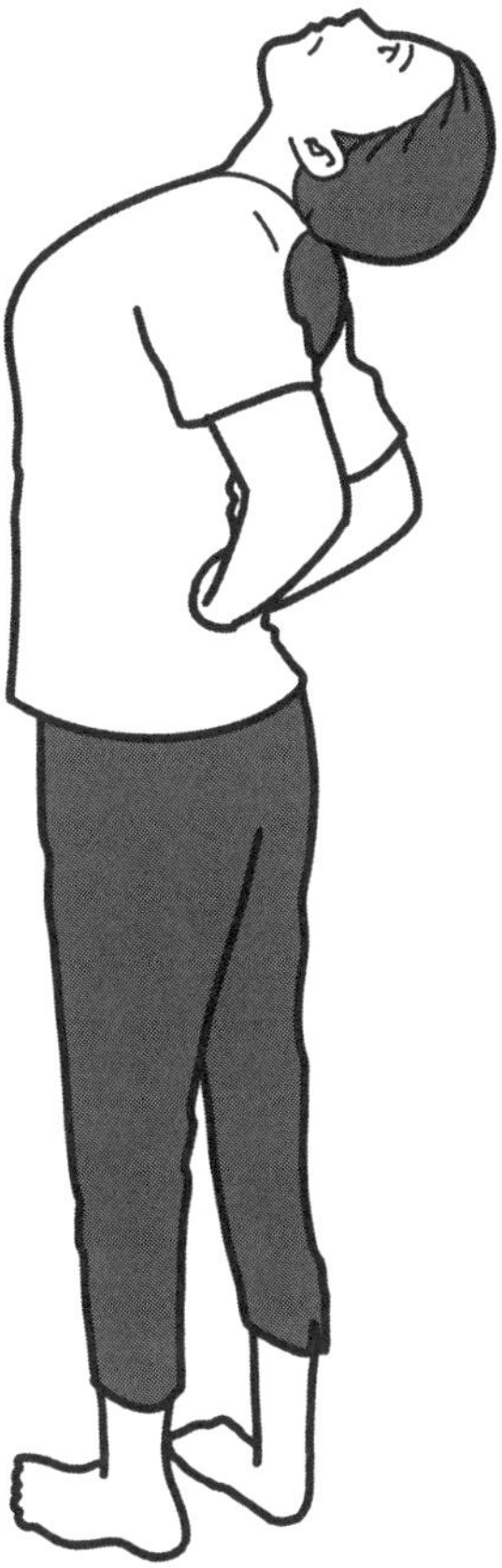

息を吸いながら手の腹を合わせて斜め上を向きます。肩を下げて肋骨がみぞおちから放射線状に広がるイメージを持ちましょう。息を６秒吸って４秒で吐きます。これを１０回繰り返していきます。できる方は、手の腹の下の部分を合わせていき、指先を反るイメージで行うとより効果的です。腕、ひじ、肩まわりまでしっかりと伸びていきます。

Column

関節は神経の「関所」

肩や首、腰など特定部位に痛みがある場合、「デルマトーム神経分布図」と呼ばれる神経分布図が参考になります。

この神経分布図には、皮膚感覚が背骨の神経のどことつながっているのかを描いてくれています。

しかし、その分布図をそのまま見るだけではよい結果が出にくいでしょう。

なぜ背骨のその部分が不具合を起こしているのか、立体的に考えないといけないからです。

神経分布図通りにいかないのは、「関節」をまたぐことを想定していない場合多いです。神経が関所である関節を通り抜けられない場合が往々にしてあるのです。

たとえば親指がしびれている場合、背骨全体が滑らかに作動するか、肩関節がスムーズな流れになっているか、ひじ関節、手首、親指のつけ根はどうかまで見ていかないと痺れや痛みなどに対処できないのです。

ちなみに神経は「中枢から末梢神経（副交感神経、交感神経）」というように枝葉になっています。内臓に行く神経と筋肉に行く神経に分かれていて、筋肉からはフィードバックして脳に感覚を伝えてくれる役割を果たしています。

その働きのおかげで、できない動きができるようになったり、ケガの後のリハビリが成功しやすくなります。神経の伝達が成長するほどよい姿勢になるのです。

……

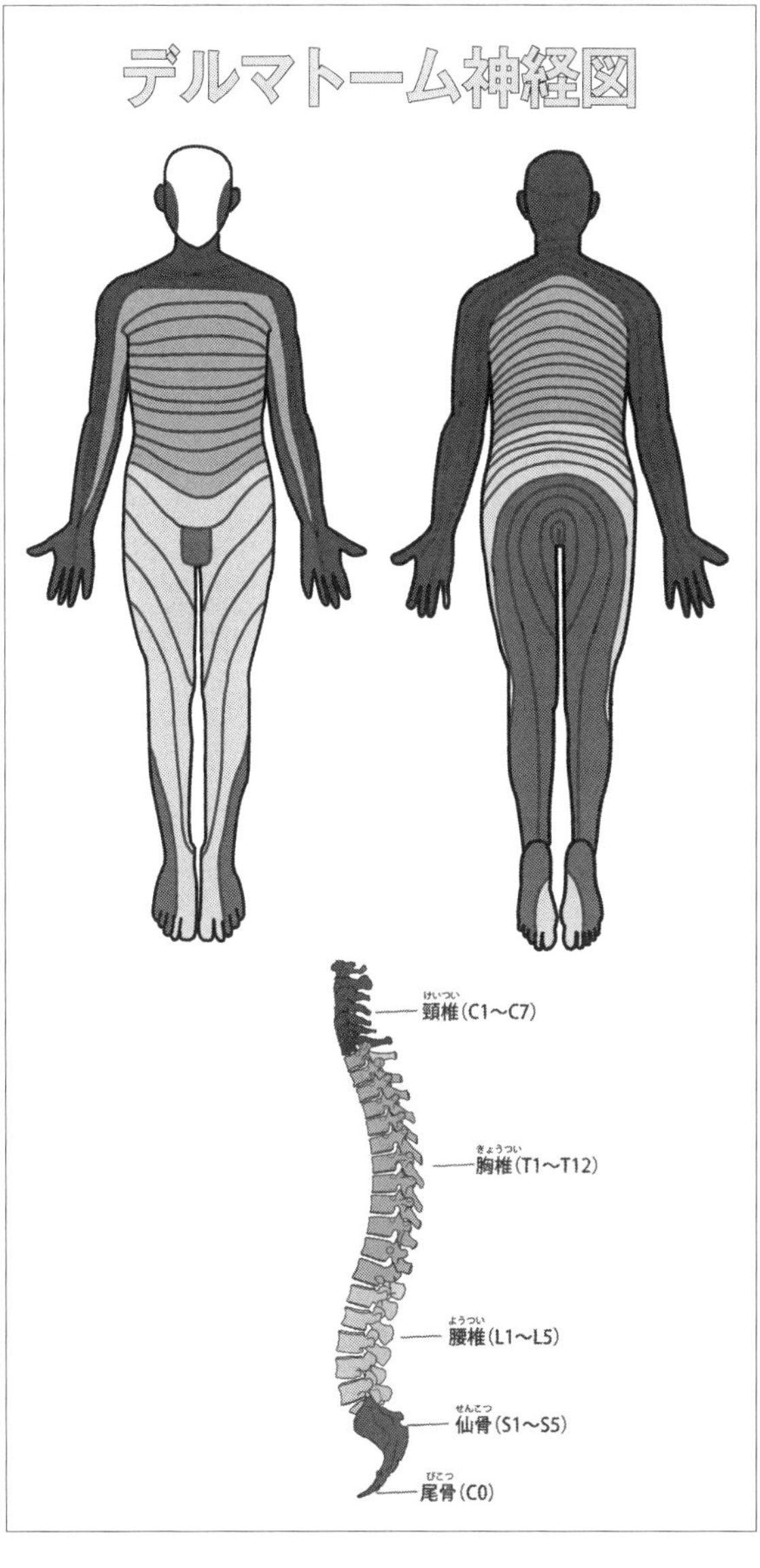

第４章

［部分別］体の痛みを取る方法

肩こり

多くの肩こりの原因は、胸の筋肉が寄り集まって首が前に出てきている状態にあります。

肩こりの人は、程度にもよりますが腕や手が内側に巻いていることが多いようです。また、骨と筋肉の癒着《ゆちゃく》が起こっていたり、体液の循環が悪くなっていて、胸まわりの骨に動く余裕がありません。このような胸骨に、ゆるみが出るくらい肋骨が動くようになると肩こりが解消されやすいです。

まずは第2章でのマッサージを行ってみてください。

加えて胸の前をつねるマッサージをしてみましょう。

実際にやってみると、つねるのも困難なくらい皮が伸びにくい人もいます。胸の前が収縮しすぎているためです。

では、胸のどのあたりをつねるかというと鎖骨周辺、肋骨、おっぱいのあたりです。

慣れてきたら、わしづかみにしていきます。

そして、脇をほぐしていきます。にぎりこぶしで脇をかき出すようにマッサージしてみましょう。

最後に第3章で紹介している、背中を反る運動と肩甲骨を合わせる運動を取り入れてみましょう。

首痛

首と肩はつながっているので、まずは肩こりを参照してください。

その後に、次の動きをやってみましょう。

【首トレーニングやり方】

軽く足を開き、まっすぐ立ちます。

胸を張って両手を大きく斜め下に広げ、手を親指から背中の方へまわします。この時、両手は下へ差し込んでいくように伸ばしていきましょう。かなり力が要ります。

こうすることで胸が開き、肩のつけ根と首のつけ根部分が引き伸ばされます。

そして首、背中を反って右側へ倒します。口は開けておきましょう。

今度は、ゆっくりと反対側へ倒していきます。

何度か行ったら、首をゆっくり大きく回していきましょう。

鎖骨や首の根から頭がどんどんと出ていくような状態を得ることが大切になります。チャレンジしてみてください。

腰痛

腰痛の方があまりしないほうがよいことは腹筋と太ももの表側のトレーニングです。なぜかというと、正しいフォームで行うことが難しいので、かえって腰を痛めてしまうからです。
腰痛の解決法は、
1肋骨の関節に自由度を与える
2骨盤の関節に自由度を与える

3関節にとってバランスのよい動きを行うことです。

本書のトレーニングとストレッチのすべてを行ってみてください。そして、慣れてきたら鏡を見ながら行います。角度が出にくい場所が見つかると思います。体をしならせる時に、角度が出ない部分が痛みの原因の場所です。

その原因の場所にどのようにしたらもっとアプローチできるかを工夫することが腰痛を克服できる大きなヒントになります。

腰痛は体全体の関節可動域が増すと、だんだんとやわらいできます。

むくみ

女性はむくみを気にするので気づきやすいですが、じつは男性も結構むくんでいる方が多いです。

まず、第2章のマッサージをていねいに行ってみてください。だいぶむくみが消えていくと思います。

マッサージの中でも特に念入りに行ってほしいのは足首まわしです。

優しく行うのではなく、両手の指を足の指に入れて、足首から足が取れるくらいの勢いで行ってみてください。まわす時には足の甲側も伸ばしてほしいのですが、かかとが出てくる時にこんなにアキレス腱が伸びるのか？　というくらいに手で足先を押さえてかかとを押し出していきましょう。

こうして、体の重要なポンプの役割を担う、かかと、アキレス腱、ふくらはぎがよい位置で動くようになるとむくみにくくなります。

本当に浮腫みがひどくなると、肌の色合いのトーンが落ちていきます。人によっては赤黒くなってきたり、ねずみ色っぽくなってきたりします。このような状態になると、なかなか自分でむくみをとりにくくなるのでプロの手を借りてください。

むくみは放っておくと、関節痛を引き起こす他に慢性的な痛みとなって様々な不調の元になってしまいます。

四十肩、五十肩

四十肩、五十肩の人は肩自体が肩パッドのように固まっています。第2章、第3章で紹介しているマッサージとエクササイズを行ってください。そして次のマッサージも加えます。

手の届く範囲でよいので肩甲骨の下部のお肉をもぎ取るようにマッサージしてみてください。脇の下から手を入れて行います。少しずつ行うと、だんだんと肩が使えてくるようになるので、肩甲骨の真ん中あたりまでマッサージを行いましょう。硬くなったお肉を骨から剥がしていくようなイメージで行います。

膝痛

膝痛の方の多くは体幹のラインが股関節に乗っています。このため、重心の負担が膝にかかり痛みを発症してしまいます。

そこでまず、体幹のラインを大きく引き伸ばすことが重要です。

可能であればハンモックヨガを使用して背中を伸ばしていくようにしましょう。逆さになることを続けていくことで、背中が上下に引き伸ばされて足に負担がかかりにくい状態になります。

また、鉄棒やぶら下がり健康器などもよいです。腕から肋骨、腰椎あたりまで大きく呼吸をしながら伸ばしていきましょう。

膝痛の人は、足の指も使えていないことが多いです。体の重心が長い年月をかけて、膝にかかってきたためです。

なので、第2章に出てくる足のマッサージをきちんと行ってみましょう。第3章に出てくるエクササイズも行いましょう。

逆に膝痛の人が行なってはいけない運動がジムにあります。

レッグエクステンションというマシーンで、座位で足首のあたりから重りを持ち上げます。このマシーンでは、太ももの前やすねの前を強張らせるので重心はさらに前傾になり、膝に負担がかかりやすくなります。

膝痛の人が行なって欲しいのは、**もも裏、膝裏を伸ばすことと、かかとをしっかりと床について歩くこと。**そして、上半身のバランスを前傾にせずに反れるくらいに整えることです。

股関節痛

股関節痛の人も膝痛の人と同じく第2章、第3章の運動をしっかりと行なっていきましょう。

中でも、第3章のp115の太もものエクササイズで使う紐の本数を3~4本に増やします。

紐でくくる箇所は、①ズボンのポケットの位置　②そけい部の位置　③太ももの中心　④足首　です。

この部分をしっかり縛って、太もも、腹部、股関節を動かしてみましょう。

手痛、指痛

指が痛くなることが、ある年齢から多くなるように見受けられます。

第2章にある指のストレッチや腕のマッサージを行うことが大切です。

また、背骨から指先までの神経がつながっているので、第3章のp113～142のエクササイズが大事になります。


最初はマッサージやストレッチをすると少し痛さがともないますが、だんだんと慣れてくると思います。手のマッサージを大きく行いましょう。

加えて、指の痛い方は指の第一関節、指の第二関節、手の腹とつけ根もしっかりと反っていくことが重要です。最初は痛みがあると思いますが、段々と痛みが緩和されると思います。


背中が反れるようになって、肩甲骨が出てきて、指が反れるようなったら指痛は解消されます。

足裏の痛み

足裏の痛みは、足が強張っている場合、そして足裏に負担のかかるような体重のかけ方をしている場合が多いです。

多くの方は、つま先部分や、足指のつけ根に体重が乗るようになってしまっています。

なので、第2章のマッサージを念入りに行います。

そして、かかとの部分をしっかりとほぐすことを行ってみてください。かかとかっさなどの道具を使用すると、よりほぐれていきます。

かかとを床につくことが少なくて、かかとが硬くなっていることが多いです。

靴を選ぶ時は、足裏がよく動くものにしましょう。女性であればヒールは少しお休みして運動靴に変更するといいでしょう。足裏がよく動く運動靴は、はだしの感覚に近づけたものなど、最近色々なメーカーが出しています。足裏のクッションに切れ目が多く入っていて、どんな方向にも足の関節がしっかりと動くような形のものがおすすめです。

そして、前傾姿勢の方が多いので、第3章で紹介している胸を反る運動や、かかとやもも裏に力をつけていく運動で、足裏の前後に均等に体重が乗る姿勢か注意を向けることが必要になります。

骨折の固定の後の固まってしまった部分の解消

骨折の箇所によって、行うことは変わってきますが、体液の循環をよくしてあげることがとても重要です。骨折でのギブスの圧迫によって体液の循環がめぐりにくい場所が出てきて、そこを圧迫し続けると、マネキンの体のように固くて、関節も曲がりにくい状態になってきてしまいます。

ですから動かすことを躊躇《ちゅうちょ》するのではなく、どんどんと歩いたり動かしたりしましょう。

第2章でもマッサージをもとに、骨折したあとの周辺部分をオイルマッサージしていくのもおすすめです。オイル初心者でしたら「ホホバオイル」などがよいです。オイルを使用することによって、よりいっそう強張りが解けるのがはやくなります。

バランス力の上げ方

パランスを欠いて歩いている時、すぐつまずいたり、こけたりする人たちがいます。もし、骨がそこまで丈夫でなかったら骨折になる恐れも出てきます。バランス能力を向上させることはとても大切なことです。

第2章、第3章の運動をしていただいた後に、次に紹介する運動をしましょう。

前に5歩、後ろに5歩、歩きます。5歩目の足は上にあげましょう。

それに慣れてきたら目を閉じて行います。

そして5歩目で少し体が前後するのを感じます。

3セット繰り返したら止まり、両足を少し開いて両足で立ち止まります。目を閉じたまま、体が新しいバランスを得ていくのを感じて、少し体がゆらぐのを感じていきます。

体が落ちつくまで深い呼吸をしましょう。

疲れにくい体を手に入れるには？

Column

まず、よく寝ているか？

色々な物を食べているか？

良好な人間関係の中で生活しているか？

などが疲れにくい体を手に入れる上でとても重要です。

安寧な気持ちで日々過ごせるように整え続けることです。

第2章、第3章の運動のほか、毎日30分以上の有酸素運動を取り入れてみてください。体と頭がスッキリすれば、より快適に過ごすコツが見えてきます。

お友達と歩くのもいいでしょう。お話できるけど少し息切れするかも、くらいの速さで歩きましょう。

お試しに1週間でもかまいません。気分のよい日を過ごせたと感じられたら、ぜひ続けてみてください。

おわりに

この本をすべて読んでくださっている読者の皆様、本当にありがとうございました！

この本をつくるのに、本づくりのパートナーとなってくださった編集者の布施さん、難しいことをこなしていただいたイラストレーターのポップコーンスタジオさん、スタジオパペルさん、宇和島太郎さん、栗生ゑゐこさん、アドバイスをたくさんくれたK先生、とても大切な私の家族、そして何より毎回スタジオに通ってくださっている個性的なメンバーの皆様、長い年月　一緒にトレーニングを楽しんでくださったスポーツクラブの皆さん！　本当にありがとうございます。皆さんとの思い出を思い浮かべながら執筆させていただきました。

この本の内容は、少し難しい部分もあったかもしれませんが、関節の痛む部分がある方にはとても役立つ情報がたくさん入っていると自負しております。

私の大阪心斎橋 Body Work Studio Alchemist は本当にたくさんの方々がスタジオをご利用してくださっています。

ご利用頂いている半分くらいは、体のどこかの部分に痛みがある人たちです。

様々な体の癖があり、それを改善しにいらっしゃいます。

はじめてスタジオへ来られた方に、当スタジオを選んでいただいた理由を聞いてみると、多くの方が「病院に行ってもなかなか治らなかった痛みが取れたって聞いたから」とおっしゃるのです。

私がまだ未熟な時は、体の痛みを取るにはどうしていいのか全くわかりませんでしたが、自分の体の痛みを通じて勉強を続けてきた結果と、そして何よりも、いつも何故か私に懲りずに期待してくださる方々が多いという事実がこの本をつくり上げてきたのではないかと感じます。

なので、皆さんのおかげです。ありがとう！ ありがとう‼

私は、空中パフォーマーという側面も持ち合わせています。テーマパークや舞台で多くの方々にポールダンスやエアリアルティッシューというものをお見せしております（結構、お年だけど現在進行形（笑））。

まだ若くてガムシャラに仕事をしている時は、体の強張りで動けない時もありましたし、足や股関節なんて動かなくなる事が日常茶飯事でした。

膝が抜けるような感覚で力が入らなかったり、曲げても痛い状態が続いたり、股関節もいきなり悪くなり、びっこを引くような感じで歩くこともたくさん経験してきました。

もうあの時期は、自分の体に白旗を出していました（笑）。

そんな中、1年間自分のお休みをとって、たくさんのメソッドを経験した時期がありました。

身体について知るための様々なボディワークメソッドを経験しさらに、その時期はたくさんの舞台芸術やアートに触れる機会をつくっていました。

ひとつずつの経験は吸収され、私の力へ変化していった時期です。

そして今も、国内外問わずに色々な体の勉強会に参加し続けています。

どの先生も丁寧に教えてくださいます。

先生方、いつも真摯に向き合ってくださりありがとうございます！　謝謝！
Thank you!　Grazie!　Terima kasih!

それらの一つひとつの経験が身を結び、一つの大きな答えが見つかるというのが私のライフスタイルのようです。

ここに来るまで、何も考えずに一心不乱に取り組んできました。

もう気づけば、25年の芸歴と指導歴（汗）。

25年間、人の体を見続けてきた経験を元に、皆様に一番大切なメッセージをお知らせします。

「体が良い方向へ変化したら状況も心境も良い方向へ変化する」ということです。

確約します！

少しだけ時間がかかるけど、自分を信じて行動を起こしてみてください。

このあとがきは２０２０年４月に書いています。

新型コロナウィルスが蔓延している真っ最中なので、政府が自粛要請を出しています。

そしてメンバー様の安全を第一に考えてスタジオを仮休業しております。

この仮休業中、私のスタジオはオンラインクラスに全て切り替えました。

その中では40代から70代のパソコンやWi-Fiに慣れていない方々もオンラインクラスに切り替えをしてくださったり、パソコンが苦手な方はしばらくお休みを決めていかれる方もおられます。

多くの会社勤めの方々が、コロナウィルスで世界が大混乱の中、感染のストレスを抱えて出社されている最中の時期です。

感染が広がるまであっという間の１ヶ月間でした。

私がこの間に決めたことは、せめて家にいることのできる人たちのサポートを一生懸命していこう。ウェブサイトを見ることが難しい年代の方もいるので、その方たちへ新しい情報をお届けしたり、励ましのメールやご挨拶をたくさんしていこう。

そして私自身が人に感染させてしまってはいけないので、（日本では検査が受けられない状況で、誰が感染者がそうでないか見極められない状態なのです）人になるべく会わないでおこうと決めました。

家にいる人が増えたら、外に出なきゃいけない方々も、感染のリスクが減るんじゃないかな？と思い、小さな活動をしています。

そして今は、できるだけ被害が少なくなるように祈り続けています。

多くの人が、自分の体の秘めたる可能性を導き出し、体と楽しく会話できますように！　と願いながら、この本の締めの言葉とさせていただきます。

ありがとう！ありがとう!!

ShuWun Yuan こと　原　秀文

著者紹介

原秀文（ShuWun Yuan シュウン　ユエン）
Body Work Studio Alchemist 主宰
パーソナルトレーナー。
ポールダンスのパイオニアとして活躍するも、肩が上がらない、手が開かない、膝が痛むという経験をする。病院や鍼灸、接骨院でも治らなかったため、あらゆるエクササイズやボディーワークを研究。関節の可動域に、身体の痛みの原理があることに気づく。怪我を克服したのち、エクササイズを体系化したものをつくり、身体の悩みを持っている人へ指導を続けている。トレーニング指導歴23年、指導人数のべ4万1500人。
ＨＰ：https://alchemist-shuwun.com/

体《からだ》のかたさも痛《いた》みも解決《かいけつ》する！
関節《かんせつ》可《か》動域《どういき》を広《ひろ》げる本《ほん》

2020年６月１日　第１刷

著　　者　原《はら》　秀《しゅ》文《うん》

発 行 者　小澤源太郎

責任編集　株式会社 プライム涌光
電話　編集部　03(3203)2850

発 行 所　株式会社 青春出版社
東京都新宿区若松町12番１号 〒162-0056
振替番号　00190-7-98602
電話　営業部　03(3207)1916

印　刷　中央精版印刷　　製　本　大口製本

万一、落丁、乱丁がありました節は、お取りかえします。
ISBN978-4-413-23158-9 C0075